U0200928

四步解忧

疗愈焦虑症的两轮心智突围

陈瑶 秦江 著

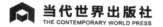

当代世界出版社
THE CONTEMPORARY WORLD PRESS

图书在版编目（CIP）数据

四步解忧：疗愈焦虑症的两轮心智突围 / 陈瑶, 秦江著. -- 北京：当代世界出版社, 2022.10

ISBN 978-7-5090-1677-0

Ⅰ. ①四… Ⅱ. ①陈… ②秦… Ⅲ. ①焦虑－防治－通俗读物 Ⅳ. ①R749.7-49

中国版本图书馆CIP数据核字（2022）第161706号

书　　名：四步解忧：疗愈焦虑症的两轮心智突围
监　　制：吕　辉
责任编辑：李玢穗
出版发行：当代世界出版社
地　　址：北京市东城区地安门东大街70-9号
邮　　箱：ddsjchubanshe@163.com
编务电话：（010）83907528
发行电话：（010）83908410（传真）
　　　　　13601274970
　　　　　18611107149
　　　　　13521909533
经　　销：全国新华书店
印　　刷：天津中印联印务有限公司
开　　本：880毫米×1230毫米　1/32
印　　张：7
字　　数：143千字
版　　次：2022年10月第1版
印　　次：2022年10月第1次
书　　号：ISBN 978-7-5090-1677-0
定　　价：58.00元

前言

1. 焦虑症能否疗愈

焦虑症能否疗愈，对此学术界众说纷纭。在此，我们不引经据典，也不讲深奥的神经科学。作为临床心理咨询师，我们要说的是，一定能够疗愈！

这不是空喊口号。举个例子，有人焦虑得不行，吃不下饭，睡不好觉，度日如年。为寻求解脱，便出家当和尚，这种情况不是个例。当然，有人不幸患上焦虑症，我们也并不建议出家，而是建议患者了解焦虑症的相关知识，积极寻求疗愈的方法。

从笔者1万多个小时咨询案例的临床实践来看，大多数患者的焦虑症都能得到疗愈，且治愈率在60%以上。所以，要给自己一些信心，焦虑症就是精神感冒，没什么大不了的。

不过，话又说回来，虽然焦虑症治愈率比较高，但并非所有人都能够得到疗愈。有的患者会反复发作，需要终身服用抗焦虑药品。究其原因，是他们没有看清焦虑症本质，或仅靠服药缓解症状，或一味逃避以减压，或过分依赖心理咨询师，自己不去思考、探究并作出改变。

服药可以暂时抑制症状，逃避只能得到片刻安宁，依赖别人无法从根本上解决问题，因为焦虑症是心病，心病必须心药医，而能真正改变内心的，唯有自己。心理医生只是指路人，指出患者的思维误区，但不能代替患者去思考，更不能代替患者去改变。

人的思维定式一旦形成，改变是困难的；但是一旦患上焦虑症，改变又是必需的。改变的第一步，是学习焦虑症的相关知识，看清本质，提高认知，明确方向。本书是关于焦虑症自我疗愈的简易读本，翻阅本书，改变内心，并付诸实践——良好的开端是成功的一半。

2. 几点说明

第一，本书所谓"四步"之间存在逻辑关系。首先是识别焦虑症状，其次是摸索自愈方法，再次是看透焦虑本质，最后是践行断根思维。

第二，本书立足于自愈，希望读者能动用自身力量去解决问题，在此基础上也不排斥寻求帮助，包括寻求心理咨询师和心理科医生的帮助。关于寻求帮助方面的内容，可参看本书的附录部分。

第三，本书所述的自愈方法，特别是针对性疗法，如在心理咨询师的引导下开展，效果会更好。如果你生活在偏远地区或出于经济因素的考量，无法寻求专业人员的帮助，也可以自己摸索前行。在自我疗愈过程中，如你有不适感，请停下来，思考原因，调整方法，不要一味坚持。

第四，建议读者按顺序从第一步看起，对于重点内容，则可以反复看、细体会。个别焦虑程度较重的读者，在看第一步时，也许会因焦虑被唤醒，而出现不适感或者症状加重感。此时，可以暂停阅读，深呼吸，调整心绪后再看，也可以先看第二步，了解一些缓解症状的方法、技巧，并试着做一下，感觉有点效果后，再回头看第一步。

第五，我们要提醒读者，不要给自己乱贴标签，如果你只有焦虑情绪，那么不要强行将它理解为焦虑症。所以，翻阅本书的时候，既要眼到，也要心到。

第六，本书所有人物均为化名，并隐去了其真实身份信息。本书案例，均来自作者的心理咨询工作和日常生活。

目录

上篇：第一轮心智突围——缓解

上篇：

第一轮心智突围——缓解

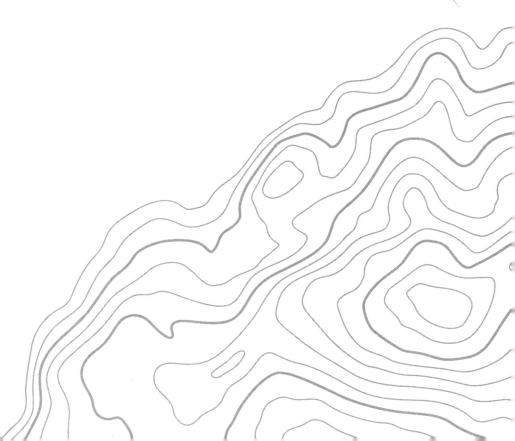

本篇导读

第一步，识别焦虑症状。焦虑症及其症状可归纳为六大类别，两种区别，四个方面，此外还有一个可作测量用的量表。

六大类别（第1—6章），是指恐惧性焦虑症、急性焦虑症、慢性焦虑症、强迫性焦虑症、社交焦虑障碍、创伤后应激障碍。需要指出的是，强迫症在临床较为多见，有的心理图书将强迫症与焦虑症分开讨论，让人认为它们是两种疾病。其实，强迫症是焦虑症之一，本书称之为强迫性焦虑症。

两种区别，是指焦虑情绪与焦虑症的区别、抑郁症与焦虑症的区别。四个方面，是指从总体来讲，焦虑症患者在大脑神经、行为、心理和就医方面易出现的症状。一个量表，是指焦虑自评量表（SAS）。这些属于症状相关的其他问题，归入第七章。

第二步，摸索自愈方法。归纳为四大类别（第8—11章），即针对性疗法、冥想疗法、正念疗法和通用简易疗法。

本书在前期策划征求意见的时候，有人提出只分一步，先写症状，接着写解决方法，如果有100种焦虑症，就写100种解决方法，一把钥匙开一把锁，清晰明了。

这种意见听起来好像有些道理，但不符合焦虑症的特点与规律。这里会出现两种不同的情况：第一种情况是一把锁需要几把钥匙才能打开，有的患者甚至需要三种或四种疗法并用；第二种情况是一把钥匙可以同时开多把锁，即一种疗法可以用于两种甚至多种类型的焦虑症。除此之外，同类型、同症状的患者需要的疗法也各不相同，有的适合A疗法，有的适合B疗法，要因人而异。还有很多其他情况，在此不作赘述。

需要注意的是，第二步的标题是"摸索自愈方法"，既然是摸索，就需要患者发挥主观能动性，自己动脑筋进行探究。心理咨询师只能启发，让你思考，而不能代替你思考。解决焦虑最关键的因素仍然在患者自己，光靠心理咨询师是远远不够的。

好了，开始行动吧。迈出第一步，翻开第一章，开始我们的心理自助之旅！

第一步　识别焦虑症状

第一章　恐惧性焦虑症
——不敢面对特定事物

1. 对蜈蚣的恐惧

小倩是留守儿童。在她四年级的时候，爷爷奶奶身体差，不能再照顾她了，她便跟随父母来到他们打工的城市。父母工作忙，给她找了个民工子弟寄宿学校。由于是中途插班，本年级宿舍已满，她被安排到一个初中生宿舍。

一个周末，小倩与一名初中生在宿舍聊天。初中生给她讲蜈蚣如何可怕，说蜈蚣是八脚蛇，被咬一口人就会死。小倩听着，开始害怕起来。初中生又把一只塑料蜈蚣粘在小倩的衣服上，并对小倩说："蜈蚣正在你袖子上。"小倩一惊，抬手一看，在接近手背地方的衣袖口，果然有一只黑色的大蜈蚣。小倩尖叫一声，本能地甩手，但蜈蚣像是粘在衣服上，怎么甩也甩不掉。眼看蜈蚣就要爬上手背了，小倩吓得直跳，情急之下，她脱下外衣，跑出宿舍。初中生见恶作剧成功，哈哈大笑起来。待小倩跑出宿舍后，她将粘在小倩衣袖上的塑胶蜈蚣撕下，拿在手里反复把玩，很是得意。

这件事，小倩不敢声张，也没有告诉老师或父母，但她的心理却因此受到了伤害，留下了恐惧焦虑症的病根。从此以后，她一见到蜈蚣，或者见到类似蜈蚣的物体，就吓得不行。但幸好蜈蚣并不常见，没有影响小倩的生活。所以，她选择了回避，没去接受心理咨询，也没有采取任何治疗手段。

2. 嫁不出去的姑娘

小婷今年30岁，男朋友谈得不少，但每一个都最多维持半年。父母着急，同事说她挑花了眼，其实，只有她自己知道是怎么回事。

在这个小城市，30岁尚未结婚，就颇引人侧目。难道这辈子要一个人过吗？小婷忧心忡忡，成天无精打采，工作效率大幅下降。几经思量，她决定独自一人到省城接受心理咨询。

在心理医生面前，小婷毫不掩饰地道出症结。小婷说，她恋爱到一定阶段，男朋友便动手动脚，对她来说，一般的拥抱、接吻尚可接受，一旦更进一步，她便陷入极度惊恐之中。心理医生让她描述得具体些，小婷说，每当他们的关系要再次深入时，眼前的男朋友便不再是恋人，而是一条要缠绕自己的大蟒蛇，她所能做的就是推开男朋友，逃跑、回避，她一直过不了自己心里这道坎。

心理医生问她小时候是否遭受过性侵，她坚定地否认了。心理医生说，人在3岁之前没有记忆，希望她回去用恰当的方式与父母交流，同时思考一下原因，下次再来。

第二次做心理咨询时，小婷对心理医生说，可以排除婴幼儿时期被性侵的可能性，因为在她小的时候，奶奶经常跟她讲男人坏，要她处处提防。有一次，奶奶指着电视说："男人就像这条大蟒蛇这样坏。"从那时起，电视里的蟒蛇形象就根植在了小婷心里，进而影响了她后续的认知。心理医生说，小婷患的是恐惧性焦虑症，会对特定事物感到惶恐不安，而她的特定事物是性，这致使她恋爱不成功。

在心理医生的引导下，小婷进行了几次认知治疗。一年后，她步入了婚姻殿堂。

3. 对孤独的恐惧

人是群居动物，具有社会性，都不愿独自一人。

孤独，使人感到落寞、无聊、无助、烦闷，会给人带来一种不舒服、不愉快的感觉。如果仅是这种感觉，倒还没什么。但有些人的反应太大了，例如大二学生崔伟。他这样形容自己：孤独的时候，仿佛行走在群狼出没的荒原，没有尽头，没有希望，随时都会被狼吃掉，每一刻都仿佛是生命的尽头……

因为害怕孤独，所以他拼命结交朋友，但朋友再多，也不可能随时随地地陪伴他。他不敢一个人去打饭，不敢一个人去图书馆看书，不敢一个人去商场购物，更不敢一个人去旅行。有一次，同学们说起有人穿越可可西里无人区的故事，不断赞叹那个人勇敢。崔伟听到这里，脑袋嗡了一下，心一紧，"一个人""可可西里""无人区"，这三个关键词闯入他的脑海，给他带来了巨大的冲击。一想到那种孤独，他就吓得不行，但是当着同学们的面，他又必须强忍着，不敢表现出自己的恐惧。

随着时间的推移，害怕孤独的心理对崔伟的影响也越来越大。他渴求同学的陪伴，加入不了圈子就很难受。有一次，某个相对要好的同学想一个人去旅行，他要跟着去，同学拒绝后，他仍坚持，随后同学甩出一句话——你是不是同性恋？

崔伟不是同性恋，而是患了恐惧性焦虑症，只是他恐惧的对象比较特殊。

4. 我天生就怕狗

通常，女孩子胆子小，怕狗很正常，但是王小欢对狗的反应有些过了。她对狗不是一般的怕，而是看到狗就心神不宁，即使一条很小的、不会咬人的宠物犬，也会让她呼吸急促、心慌心闷，想要赶快远离。

王小欣所在的三线城市，生活节奏不快，养宠物犬的人也多，她每天上街都会看见各种狗，回避不是好办法，于是她向心理咨询师求助。

心理咨询师要弄清她怕狗的根源。王小欣说，她怕狗是天生的，从有记忆起就怕得要命。心理咨询师问她怕不怕其他尖嘴动物，比如羊、兔子等，王小欣回答说都不怕，就怕狗。

经过一个小时的交流，心理咨询师排除了其他因素，例如怕狗是因为幼年时经历了关于狗的心理创伤事件，现在已经记不清楚了。

最后，心理咨询师判断王小欣怕狗是天生的。对此，心理咨询师解释说，恐惧性焦虑症有可能是天生的，也有可能是后天形成的。天生的属于基因问题：父母也怕狗，他们或许表现得并不明显，但是孩子就表现得特别明显，然后慢慢发展成了焦虑症。另外，不排除隔代遗传的可能性：父母也许没有恐惧性焦虑症，但爷爷奶奶辈可能有。

人类对于基因遗传的研究尚处于初始阶段，目前科学上还没有基因修改的治疗方式。这种焦虑症可以通过认知疗法，或者通过系统脱敏疗法来进行治疗，从而实现自我疗愈。认知疗法，就是提高认知，看透本质，做到心中有数，情况就会好起来。至于系统脱敏疗法，下文再细讲。

5.恐惧性焦虑症的种类及判断标准

恐惧性焦虑症一共分为五种类型。一是害怕动物，比如蛇、老鼠、蟑螂、蜈蚣、青蛙、蚂蚁等。二是害怕天气现象，比如雷电、台风、冰雹等。三是害怕特定环境，比如黑暗的地方、高处（乘坐飞机）、幽闭空间（电梯）、有某种声音或气味的特定场所等。四是害怕特定的物品，比如血、尖刀、毛球等。五是害怕其他的人或事，比如打针、拔牙、孤独、性、外国人等。

恐惧性焦虑症判断标准如下：一是超出正常范围。比如人人都怕蛇，但如果你听到"蛇"这个字，就全身紧张、汗毛竖起、手脚抖动，甚至几天都吃不好、睡不着，这就超出了正常范围，你就要考虑自己是否患有恐惧性焦虑症了。二是在恐惧时是否保持理性。

仍然以蛇为例，你一想到蛇的模样，恐惧感就传遍全身，但你马上又会想，我现在在房间里，不是在草丛里，不会出现蛇。这时，你意识到危险其实离自己很远，紧绷的神经就又松弛下来，该干什么干什么，此刻你的理性在起作用，这就说明你不是恐惧性焦虑症患者。

6. 患恐惧性焦虑症的后天因素

分三种情况：

一是创伤性记忆。你小时候被狗咬了，留下心理创伤，这种创伤又没有及时被抚平，以致你长大后，看见狗就怕，甚至想到狗就怕。这种怕超出了正常程度，就成了恐惧性焦虑症。

二是替代性记忆。你与发小到郊外玩，突然窜出一条狗，在发小的大腿上咬了一口，发小发出撕心裂肺的惨叫声，这种惨叫透露出的恐惧感传染了你，你从此看见狗就怕。

三是被告知记忆。一个女孩从小就被爷爷奶奶警告不能单独出门，一出门，就会有狗扑上来咬她。这样的话听多了，"狗很恐怖"的观念便进入了女孩的潜意识。这种记忆在女孩小时候反复叠加，后天她又不善于自我调节，直到影响了她的生活，才知道自己患了恐惧性焦虑症。

7. 逃避不是好办法

怕狗的人，会尽量不去看狗，甚至尽量不去想到狗。恐高的人，会尽量不到高处。对电梯感到非常恐惧的人，就会选择走楼梯。怕坐飞机的人，会尽量选择乘高铁。面对恐惧性焦虑症，人们的做法通常是避开刺激源。就算只是暂时逃避，也会有一种前所未有的解脱感，这种解脱感能够使人们的内心暂时保持安宁。

但是，逃避只会使你暂时保持内心的安宁。每逃避一次，你对特定事物的恐惧感就会加深一分，这样恶性循环下去，你的焦虑感就会越来越严重。对于恐惧性焦虑症，只有面对它、认识它、接纳它，才能与它达成最终的和解。

8. 积极治疗方为上策

小宋害怕蟑螂。有一次，她与男友回老家，在厨房看见一只蟑螂，便尖声惊叫，花容失色，这让男友有些诧异。在小宋看来，只有女孩胆子小，才能激起男友的保护欲。

心理疾病患者往往认知错误，而且他们的思维观念也不正确。对于恐惧性焦虑症，他们不是勇敢面对、积极治疗，而是采取回避态度。究其原因，他们不是对所有东西感到恐惧，而是对特定对象感到恐惧。他们对特定恐惧对象采取回避或遮掩的态度，与之保持距离，认为它们对自己的生活影响不大，也不愿意去治疗。

其实，恐惧性焦虑症的治愈率较高。对于有心理障碍的患者来说，积极和解、主动治疗、提高生活质量，才是最佳解决方案。

第二章　急性焦虑症

——那突然出现的猝死感

1.求生不得、求死不能的感觉

深秋，清晨，落叶飘零。45岁的李好正在上班途中，此时街上行人稀少。突然，他感到有东西向自己袭来，顿时觉得胸闷气短、呼吸浅而快，仿佛有一块大石头压在他的胸膛上。随即，他眼前的东西开始变得模糊，汽车的喇叭声好像从地缝里冒出来似的……李好蹲在地上，脸色苍白，他感觉自己要晕过去了，便怀疑自己是不是心脏病发作。他看见前面几米处有椅子，想过去坐，但站不起来，他感觉自己快要死了。过了一会儿，一个路人发现了异样，问他是否需要打120，李好摇摇头，因为刚才的感觉已经消失了。

李好到了办公室，仍然心绪不宁，因为他从未经历过这种求生不得、求死不能的感觉。虽然它只持续了不到10分钟，但足以令他终生难忘，因为这种感觉太难受、太折磨人。

下午，李好请假到医院检查，结果一切正常，李好只能希望这是唯一的一次意外。可是没过多久，这种不生不死的感觉又来了一次，李好又去医院检查，还是一切正常。如此几次后，医生告诉他，应该考虑心理因素，建议他到心理科检查。结果，李好被查出患有急性焦虑症。

2. 广场恐惧症

急性焦虑症没有触发因素，大多数患者没有这方面的知识，他们急于找到触发因素，并尽可能避开。于是，他们便编造各种借口不去商场、餐厅，甚至不去单位，因为他们在这些地方都曾发过病。随着需要避开的地方越来越多，他们最后就会觉得只有待在家里最安全。为什么在家里最安全？因为在家里最放松、最有掌控感，其潜意识认为在家里发病概率最低。慢慢的，他们变得不想交际，不愿出门，直到有一天，他们去寻求心理医生的帮助，才知道自己原来患了广场恐惧症。

有人从字面意思加以理解，认为广场恐惧症是患者到了广场就会发病。其实，这个名词来自希腊语，翻译过来是"对集市的恐惧"，这里的"集市"除了广场和菜市场，还指一切公共场合。广场恐惧症，本质上是一种急性焦虑症。

3. 急性焦虑症的特点

一是没有触发因素。恐惧性焦虑症有触发因素，比如看见蛇或想到蛇，而急性焦虑症没有触发因素，不分时间、地点，说来就来。恐惧性焦虑症患者还可以尽量回避，而急性焦虑症没有触发因素，患者几乎回避不了。

二是不止一次发作。没有触发因素，便回避不了，你能做的，就是祈求别出现第二次。而越祈求，心理压力就越大，就越会出现第二次、第三次，然后就会这样恶性循环下去。

三是来得快、去得快。大多数患者的发病时间是10分钟左右，只有极少数患者的发病时间会持续一个小时以上。一旦发病时间过去，那种折磨人的感觉就会消失。尽管你的身体、生理恢复正常了，但你的心理却留下严重的阴影。

四是促使患者胡思乱想。大多数急性焦虑症患者，会像李好一样怀疑自己得了心脏病，或者患有其他不治之症。有的多次到医院检查，有的胡乱吃药，还有一些患者穷思竭虑想找到触发因素，并试图回避。比如第一次在桥头发作，从此以后，便不再过那座桥；第二次在餐厅发作，就尽量待在家里，不到万不得已时不去餐厅。

4. 万事皆有因果

急性焦虑症没有触发因素，好像凭空而来。这里有个问题，为什么你会发病呢？万事皆有因果。如果说"果"是急性焦虑症发作的话，那么"因"是什么呢？"因"来自你的担心、害怕、脆弱，源于你内心对失控的恐惧。

也许你会说："我既不担心，也不害怕，也没有多脆弱，为什么我还会患急性焦虑症？"你的这种说法只是感觉，来自意识层面，而你内心的担心、害怕、脆弱，都隐藏在潜意识之中，你自己却不知道。在意识与潜意识的较量中，潜意识会取胜，这就是你患上急性焦虑症的原因。

准确地说，没有触发因素是指在意识层面没有触发因素，急性焦虑症患者发病时，在他们的潜意识层面有触发因素，只是这种触发因素时间太短、太间接，当事人根本没有意识到。时间太短，是指潜意识从接收、识别到危险信息，到发出情绪反应指令，只需要一纳秒（十亿分之一秒）。太间接，是指当事人接收的危险信息，并不能和焦虑情绪或焦虑生理反应相对应，在意识层面，找不到二者之间的任何联系。举例说明就是前面讲到的李好，在秋天上班的途中，急性焦虑突然发作，种种外部原因使他的潜意识感到担心、害怕，并变得脆弱或失控，于是，他的潜意识下达了急性焦虑发作的指令。因此，在一瞬间，在他毫不知情、毫无思想准备的情况下，各种非常不妙的感觉向他袭来。

5. 急性焦虑症对人体的影响

一是影响睡眠。精神方面的疾病，通常会带来睡眠障碍。急性焦虑症患者，会出现睡不着、易惊醒、多梦、醒后再入睡困难等情况。

二是影响心神。从中医角度讲，急性焦虑症是一种情志障碍，其病因是肝胆功能失调、气郁失达、郁而化热，进而使患者情绪不佳、心绪不宁。

三是影响身高。有些心理学家认为，焦虑、紧张等不良情绪会影响人的身体发育，导致变矮。

四是影响下一代。研究发现，如果父母是焦虑症患者，那么子女患病的概率就会远大于双亲未患有任何精神疾病的孩子。精神疾病是否有基因遗传存在争议，但是如果家庭有文化、习俗传承，且父母都很焦虑，那么子女必然易受感染。

第三章　慢性焦虑症

——为什么担心、害怕的东西如此多

1. 凡事总往坏处想

这几个月来，王鑫总是感觉自己好像出了什么问题。

上班要挤地铁，他一看这么多人，因为担心发生踩踏事故，便决定等下一趟。就这样等来等去，直到感觉自己快迟到了，王鑫才无奈地上了地铁，而且一路上都忧心忡忡。

从地铁口到单位要步行400米，过马路时，王鑫左看右看，确保百分之百安全后才走过去。为什么他要如此小心？因为他脑海里总是出现一个画面：一辆"飞摩托"开来，把自己撞飞，然后救护车来了……

上午上班的时候，王鑫保持着小心谨慎，幸好没有出现什么问题。中午点外卖，味道还行，但他老是觉得不香，因为他总是想着地沟油和食物中毒的问题。

王鑫发觉自己不对劲后，也尝试过进行心理调整，但全都失败了，他越强迫自己不往坏处想，就越会去想。迫不得已，王鑫选择去寻求心理咨询师的帮助。

心理咨询师听完王鑫的介绍后，问了他一些关于原生家庭的情况，并对他进行了焦虑量表测试，然后对王鑫说他极有可能患了慢性焦虑症，这让王鑫大吃一惊。心理咨询师解释道，慢性焦虑症又称"广泛性焦虑症"，症状主要表现为经常的、持续的、全面的、无明确对象的紧张不安、担忧害怕。

2. 怎一个"怕"字了得

心理咨询师乔娜刚上班，一个身材魁梧的男人就走了进来，在他坐定后，乔娜问他需要什么帮助，男人回答，他什么都怕，非常胆小，但又不能表现出来，对此他感到很纠结、很难受、很痛苦。

从外表上看，这个男人高高大大，目光有神，举手投足之间让人感觉很有力量；从思维上看，他说话逻辑严密、条理清晰，表达能力也很强；从职业上看，虽然他没穿军装，但他自我介绍说在部队带兵，职务是营教导员。这样的人，好像和胆小沾不上边，但他就是"怕"。他怕干不好工作，挨上级批评，甚至被撤职降职；怕在战士面前颜面尽失，所以外出前要反复检查，看帽子有没有戴端正，风纪扣有没有扣好；上政治教育课，其他政工干部准备1个小时，他则需要准备5个小时，因为他怕讲不好，被战士看不起……当兵十几年，他从来没犯过一次错误，甚至从来没讲错过话，关禁闭、挨处分等更是与他无关。

在别人眼中，他是一名自律能力很强的军人，是一个兢兢业业的工作狂，也是一位绝对廉洁的好干部。因为具备这些特质，所以他在部队发展得很顺利，一路从排长、连长晋升为营教导员。但恐怕只有他自己清楚，他之所以拥有超强的自律、能干、肯干等特质，都是因为内心之中的这个"怕"字。

他自己讲，这个"怕"字，从一开始就深深地刻入了他的内心，致使他每时每刻都小心翼翼、战战兢兢、如履薄冰。那他为什么想来求助心理咨询师呢？因为近几个月来，这个"怕"字在他心中变得更清晰、更可怕、更泛化了，再加上近几天他出现了睡眠问题，实在扛不下去了，只好换上便装，一个人悄悄来到心理咨询所。

最终，他被查出来患有慢性焦虑症。

3. 天天担心自己生病

天下本无事，庸人自扰之。有的人明明身体很健康，却老是怀疑自己有病，于是开始担心、焦虑，胡乱求医问药，当医生告诉他他没病时，他不相信，认为是医生的医术不高明或是医生在骗他，继续反复求医。

这样的人对自己的身体状况特别敏感，他们天天照镜子，观察自己的脸色是否正常，一旦发现脸色苍白，就会怀疑自己是不是得了贫血或白血病；一旦某天感到呼吸有些吃力，就会怀疑自己是不是肺部出了问题，会不会是得了肺癌。如果有一天，他们在自己的鼻涕里发现了一点血丝，就会大吃一惊，然后上网去查，一查不得了，这是鼻咽癌晚期症状，于是他们赶快去三甲医院检查：抽血，化验大小便，培养痰液，查肺功能，做鼻咽镜……

这样的人对身体健康过度关注，身体上出现一点不良反应就过度焦虑，在医生明确告诉他身体很健康后，其焦虑感会暂时得到缓解，但是当他们过一段时日又出现症状时，焦虑感仍得不到解除，于是他们又开始寻找下一个自己生病的证据。这种现象，在心理学上被称为"疑病症"。

"疑病症"是一种慢性焦虑症，只有改变患者的认知和思维模式，才能得到疗愈。

4. 胆小怕事的根源

心理咨询师乔娜从交谈中了解到胆小军人的原生家庭情况和成长经历。

和众多心理疾病患者一样，这名军人有着不幸的童年。小时候，他家里很穷，但这不是最大的问题。父母不和、闹离婚，才是最大的问题。他的父亲胆小懦弱，没什么本事，在外面不敢得罪人，没能为他撑起保护伞。小学一年级的时候，他与同桌女生发生纠纷，女生的父亲来了，把他教育了一番。他哭了，回家跟父亲说，但父亲却没什么反应，他感到非常无助，不敢再惹同桌女生。

他的父亲是"窝里横"，只在家里发脾气，经常打母亲。每当父母吵嘴、打架时，他便抱着父亲的腿，哭着求父母停下来。后来，父母离婚，他便跟随母亲到了另一个镇。他的母亲很善良，但赚不到什么钱，也没有社会地位，所以从来不敢与别人发生纠纷。每次和邻居发生矛盾时，母亲都以自己吃亏作结。

对这名军人来说，这个"怕"字由来已久。从他读初一开始，这个"怕"字就写在其内心深处。其实，从有记忆开始，他就有了这个意识，只是小学阶段的他，并没有发现。

高中毕业后，母亲没钱供他上大学，于是他选择了入伍当兵。因为家庭条件不是很好，所以他必须努力，必须遵守纪律，一点错误都不能犯。在他青年时期，这种意识便更为清晰。

心理咨询师乔娜对他说："患病根源各不相同，你患慢性焦虑症的根源是，你直到现在都缺乏安全感。"

5."怕"的两面性

其实在心灵深处写上一个"怕"字，有时并非坏事。由于"怕"，你遵守交通规则，不闯红灯、不超速，注意行车安全，一生平安；由于"怕"，你当官有权后，心存敬畏，不敢乱伸手，即便反腐风暴来临，也与你无关；由于"怕"，你工作兢兢业业，少有出差错的时候，被评为优秀工作者；由于"怕"，你抵御婚外恋诱惑，家庭和谐美满。

万事万物皆有两面性，如果你"怕"的程度过深、范围过广、时间过长，由此变得畏首畏尾、身心疲惫、纠结万分、痛苦不堪，那就要注意警惕自己是否有患慢性焦虑症的可能。

在内心写上"怕"字，并掌握好度，是人生智慧。当你感觉到自己过度害怕的时候，可以尝试自我调整，看看心理学图书，改变认知与思维，力求自疗、自愈。如果你自我调整无效，就要去寻求医生或者心理咨询师的帮助。

6.慢性焦虑症自我诊断

慢性焦虑症更多的是心理上的担心、害怕，生理上就算有反应，也不剧烈。患者没有特定焦虑源，这就说明患者遇见任何事情都可能会感到担心、害怕。慢性焦虑症持续时间长，大多数患者的患病时间会持续几年，更有甚者，从有记忆起就患上此病。当患者的病症较轻时，慢性焦虑症并不会影响到日常的工作和生活，他们表面上看起来挺正常的。

因为慢性焦虑症有这些特点，大多数人并不知道这是一种病，所以只有当他们睡眠差了、反复纠结难受了，才开始考虑寻求医生和心理咨询师的帮助。

在临床上，通过自我调整便能解除焦虑症状的人，通常不被认定为慢性焦虑症患者；经过一定的自我调整，还是不能克服焦虑症状，仍然会感到担心、害怕、纠结，并在一定程度上影响到了工作与生活的人，才会被视为慢性焦虑症患者。另外，网上有焦虑自评量表（SAS），当你有症状，但还不愿求助医生或心理咨询师时，可进行自我测试和判断。

7. 几种疾病混杂

你有焦虑症状，到医院心理科检查时，医生通常会要你进行抑郁症方面的测试，因为焦虑症和抑郁症就像一对孪生兄弟，经常结伴而行。

在精神相关疾病中，焦虑症、抑郁症、强迫症、精神分裂症是临床上最常见的四类。其实强迫症是焦虑症的一种，可以被称为强迫性焦虑症。

部分焦虑症患者，特别是慢性焦虑症患者，有强迫症状，这不难理解。你担心害怕、反复思考，就容易产生强迫思维；你老是担心门没关好，怕被偷盗，就反复检查门，这就是强迫行为。当几种精神疾病混杂、出现在同一个人身上时，情况就变得复杂，治疗时需要分清主次。

第四章　强迫性焦虑症

——哎呀，怎么停不下来

1. 房屋装修方案需要穷思竭虑吗

A君买房后，一天到晚老是思考装修方案，白天思考，晚上也思考，只要没有进入睡眠状态，他就会一直思考这个问题。

房屋装修好后，按理说该放下这个问题了，但他就是放不下，仍然在不停地思考着，比如厨房的门能否换一个位置，楼顶处是否要布置阁楼等。他总是觉得没有做到尽善尽美，一直在思考最佳方案。

房屋已经装修好了，不可能推翻重来。A君知道这样的思考毫无意义，但他就是停不下来。这么多年来，他已经习惯了，即使不反复思考房屋装修，他也会思考其他事情，比如工作上的一些琐事。

强迫性焦虑症的表现，在临床上可分为强迫思维与强迫行为。A君患的是强迫思维中的一种，名为"强迫性穷思竭虑"。患这种病的人，他们的思维停不下来，他们会思考种种问题，比如宇宙究竟有多大，天为什么是蓝色的，大米为什么是白色的，等等。他们思考这些无意义的事情，是为了缓解焦虑。换种说法，因为焦虑，他们控制不了自己，他们的意识管不住思维。

强迫思维并非一无是处。俗话说："疯子的另一半是天才。"有些科研工作者，其实是强迫性穷思竭虑患者，他们一天到晚不分昼夜地思考，自然能比别人更容易取得成果。但是话又说回来，强迫性焦虑症是一种病，会影响人的情绪和健康。工作要有张有弛，思考要劳逸结合，过度用脑，不仅会消耗人的体力和精力、减弱人体抵抗能力，还容易引发多种疾病。

2. 强迫性怀疑老公出轨

B君是人民警察、刑警中队长、女中豪杰。参加工作以来，她一直奋战在刑侦一线，获誉无数。

B君的丈夫是公务员，在市政府任科长，前景一片光明。他们有一个8岁的女儿，在别人看来，一家三口和谐美满。可是有一天，B君换上便装，一个人悄悄来到心理咨询师面前。

B君讲述道："我老是怀疑丈夫出轨，几乎每天晚上，在老公睡着后我都会悄悄检查他的手机。因为怕被老公发现，我假装起夜，到卫生间翻看他的微信。这样次数多了，不仅影响睡眠，我也烦恼，也很累，但没办法，不去检查、确认，我就会莫名其妙感到焦虑。除了检查手机，我还像破案一样，检查老公的衣服，看上面是否有长头发；还要嗅老公身上是否有别的女人的香水味；还会留心老公的内裤，早上是正着穿的，晚上回来是否是反着穿的。"

心理咨询师问她这样细心检查，有没有发现什么异样。B君摇摇头，说："我知道我老公老实，也知道这种检查是徒劳的，从内心出发，我也不想去检查，但就是改变不了。我刚开始以为，这是我当刑警的职业习惯，也没有往深处想，但直到有一天，我发觉自己有些不对劲。那天，我路过老公单位，偶然看见老公与一个女同事上了同一辆车。这是一辆公务用车，司机是单位驾驶员，他们可能是下基层办事。但是在那个瞬间，我本能地用手机拍了照，然后我利用刑侦手段调查那个女同事的姓名、年龄、婚姻状况、成长经历等。我知道这违反工作纪律，但我忍不住要这样去做。调查结果是，我并没有发现半点老公出轨的蛛丝马迹。怀疑老公，调查老公，消耗了我许多精力，导致我工作上有些力不从心。更重要的是，我明知道我老公没有问题，但就是控制不住自己，而且这种调查没有尽头。"心理咨询师告诉她，她患了强迫性焦虑症，是强迫思维中的一种，名为"强迫性怀疑"。

3. 过于担心自己说错话

C君是大四学生，肤白秀丽，长发飘飘，有古典美。但有好皮囊并不代表有好心情，最近她挺烦的。用她自己的话说："我心好，害怕说话不小心，伤害到别人。"所以，她非常小心谨慎，在与别人交流之前，讲什么话、该怎么讲，她都要演练好几次。与别人交流完后，她还会反复想：我是不是说错话了，别人没误会吧，其实我不是那个意思，我只是语速快了一点；如果他误会了，今后同事之间就不好相处了；看来他有些误会，我要用什么方式去解释呢？

担心说错话，担心与别人相处不好，这样的心态她从高中时候就有，只是没有引起她的重视，因为没有影响她的学习和生活。读大学后，她开始住集体宿舍，与同学交流的机会增多，这种担心便越来越严重，最终让她产生了到校外租房的想法。

C君的问题，不能简单归纳为心好，这既不是性格问题，也不是社交技巧问题，而是患了强迫性担心，这是一种摆脱不了的强迫思维。强迫性担心，其表现与慢性焦虑症差不多，只是它的焦虑源相对固定，比如怕自己说错话、怕别人不高兴等等。强迫性担心是患者的错误认知所引起的，患者可以通过学习心理学知识，实现自我疗愈。

4. 那反复出现的白日梦

D君，60岁，不知从什么时候开始，他经常重复做一个白日梦——他是一个大富大贵家庭的孩子，在很小的时候被拐卖了，20岁左右的时候，亲生父母找到了自己，他的命运从此发生改变，他接受最好的教育，娶美女为妻，有着令人羡慕的事业……D君沉浸在梦境中，享受着想象带来的甜蜜，有时一天做好几个小时这样的梦。D君做此白日梦需要一定的触发因素，比如当新闻播报被拐儿童回家后，他就开始了自己的想象。他非常清楚，自己是父母亲生的，此白日梦只是梦境，永远不可能变为现实。这是他内心深处的秘密，他没有告诉任何人，包括妻子。

随着年龄的增长，在意识层面，D君不想再做这个白日梦了，他觉得荒唐无趣，且没必要，但他管不住自己的思维，当触发因素出现时，他还是会幻想自己有离奇的经历、有非凡光鲜的人生。

D君的情况，从心理学角度很好解释，属于强迫思维中的一种，名为"强迫联想"。一旦患者脑海里出现一个想法或听到一句话，便会不受控制地联想到其他事物，其触发因素，有的与联想的内容有关联，比如D君的情况；有的触发因素则与联想的事物截然相反，比如有人看到水，就会联想到火灾。大多数患者在主观上并不需要这种联想，这给他们带来了困扰与焦虑。

D君的心理障碍，与他的原生家庭和成长经历有关，病情不算重。如果他想改变，就找心理咨询师好好聊聊，可能一个疗程便能解决问题，但是他不想治疗。他今年60岁了，父母已经去世，现在的家庭很稳定，膝下子孙环绕，再加上年龄增大，白日梦的次数有所减少，对他的生活也没造成多大影响。其实，如果影响不大的话，那么不妨尝试着接受白日梦。与心理障碍共存，也是一种智慧。

5. 不能自控的杀人冲动

古罗马哲学家塞内加说："在我们所承受的痛苦中，恫吓我们精神的远多于伤害身体的，来自假想的远多于来自现实的。"

E君的精神正承受着痛苦，他一到人多的地方，就会出现一种冲动——想冲上去打人，甚至杀人。他很害怕，于是拼命地控制自己，但与自己较劲的过程非常痛苦。幸好每一次，尽管打人、杀人的想法很强烈，但他并没有付诸行动。但他总是害怕哪一天会控制不住自己，去伤害别人。

为什么会这样？E君也不知道。他是一个道德感很强的人，宁愿自己吃亏，也不会占别人的便宜。他怎么会有打人，甚至杀人的冲动念头呢?

E君患的是强迫思维中的一种,名为强迫性冲动。患这种病的人,头脑容易反复出现某种冲动,他本人也知道这种冲动违背自己的意愿,是错误的,甚至是荒谬的,但就是摆脱不了。情感上有冲动,理智上又必须控制自己,在此过程中,患者反复纠结、煎熬、克制,并由此感到焦躁、难受。有的患者认为自己快发疯了,有的患者尽量不出门,这已经严重影响到了他们的工作和生活。遇到这种情况,患者就需要到正规医院的心理科进行系统治疗。

6. 反复检查门是否锁好

几个同事讨论,F君变得越来越磨叨,明明约定的是9点出发,但他到9点半都不能抵达集合地点。同事们不知道F君反复磨叨的原因,其实是他总反复检查门。他家住楼梯房,刚走下楼,他便怀疑门没关好,就又上去检查。如果只检查一次,倒还没什么,但他这么来来回回跑了七八次,半个小时就过去了。F君也不好跟同事们细讲这种事情。他也觉得自己有些不对劲,但就是克服不了,因为不去反复检查,他就会焦躁不安。

前面讲过,强迫思维与强迫行为,是强迫性焦虑症的两种表现。F君反复检查门,属于典型的强迫行为。强迫思维与强迫行为,并非完全割裂,大约有50%的患者,既有强迫思维,又有强迫行为。F君既有反复检查门的强迫行为,又有无法摆脱的强迫性怀疑。

需要指出的是,适当的强迫行为并非坏事。门锁了,检查一次或者两次,会更安全保险。这些强迫行为,只要不影响生活,不给自己带来烦恼，那就顺其自然，没有必要去理会。

7. 原来你是洁癖

G君在银行工作，进操作系统需要指纹。近段时间以来，她进系统越来越难，刚开始，她还以为是技术故障，请信息中心来检查一番后，发现设备一切正常。熟悉G君的同事悄悄对经理说，她是手洗多了，把指纹洗掉了。

一个部门一共十几个人，卫生间的肥皂，G君一个人至少用一半。她不到一个小时，就要去洗一次手，而且每次洗手通常要花费好几分钟。她洗手特别用力，反复揉搓，时间长了，指纹自然会被磨平。

G君的行为即俗称的洁癖，实际上这是一种强迫性焦虑症。她的情况还不算太严重，在医院心理科，有的患者的手十分苍白，手上还有细菌感染导致的红疹，而且皮肤溃烂，肮脏不堪，这都是过度洗手导致细菌滋生而发生的皮肤病变。

强迫性清洗行为，除了反复洗手，还有反复洗衣服、反复洗澡等。注重清洁卫生是好事，但不能过度，如果影响到了自己正常的学习、工作和生活，就要想办法自我疗愈，必要的时候要去医院治疗。

8. 强迫性反复询问

H君是一名高三学生，成绩一般，人际交往方面也不尽如人意。他有个习惯，就是反复向别人确认问题。例如他会问同桌很多次老师布置的作业，没过多久，又去问对应的课代表，他甚至会就同一道题一天之内去老师办公室问三次。老师问他为什么总要问同一个问题，他支支吾吾，说不出原因。老师认为他也许是因为升入高三，学习压力大，对他进行了开导。可是，他的这个毛病总是改不了。

H君不是单纯的学习压力大，而是患有强迫行为——强迫性询问。其症状是，患者对自己所做的事产生了怀疑，为了减少疑虑，会向他人反复询问，多次要求他人给出解释。其实，H君的这种强迫行为，在高一、高二时也存在，只是到了高三，他的学习压力陡然增大，才加重了病情。

9. 带有仪式感的固定动作

I君，阳光女孩，短发，活泼，穿休闲装、运动鞋。她有一个从小就有的习惯，就是上楼梯只走双数，不走单数。但她来到心理咨询中心，不是因为这个习惯，而是她的婚姻出了问题。她自述老公没有收拾的习惯，什么东西都乱摆乱放，她出差两天回来，家里就乱得像猪窝一样。为此，他们经常闹矛盾、吵架。老公骂她是神经病，该看心理医生。这下她不干了，硬要老公讲清楚自己哪里有问题。老公对她说："你做任何事情都过于刻板。比如回到家里，鞋子必须摆放整齐，而且要摆在一条水平线上，这样就会很累。一个家庭，需要的是生活气息，需要的是放松与温馨，你处处要求我，比部队还严格，我一旦做不到，你就大吵大闹，这令我很难接受。"

I君一气之下，真的来看心理医生了。她想搞清楚自己究竟是不是神经病，心理咨询师便问了I君原生家庭的情况。她是单亲家庭的孩子，父母离婚后，她跟了母亲。母亲对她要求极为严苛，家里任何东西都必须放在固定的地方，一旦有东西放错了位置，母亲便会大声呵斥她。I君理解母亲一个人带孩子不容易，一直都顺着母亲。

听完I君的话后，心理咨询师对她说："你没有患通常意义上的神经病，只是有点强迫症，是强迫行为中的一种，名为'强迫性固定动作'。鞋必须摆在一条水平线上，上楼梯只走双数，这些动作固定下来，就会带来仪式感，一旦有一天不这样去做，你就会十分焦虑。如果你仍是单身，那么这些固定动作并不会影响你的生活；一旦你结了婚，就变成了两个人共同生活，那么我建议你和老公进行一次深层次沟通，请老公理解你、接纳你。同时，你也要积极学习心理学知识，改变认知，改掉自己的强迫行为，尽快度过婚姻磨合期。"

10."情执"是一种强迫症

问世间情是何物，直教生死相许。在这个世界上最说不清楚的，就是爱情。爱情，可以让一个懦弱的人变得勇敢，可以让一个聪明的人变得愚笨，也可以让王子放弃江山、选择美人。

J君是十里八乡出了名的美女，她高中毕业，在农村也算有文化，但她却与赖老三谈起了恋爱。赖老三是村里的一个地痞流氓，在派出所有案底，在乡里名声很不好。她和赖老三恋爱的消息传开后，父母急得不行，动员一帮亲戚朋友来规劝，可是，无论是母亲哭泣、父亲叹息，还是亲友轮番轰炸，J君都没有和赖老三断绝关系。在一个月黑风高的夜晚，J君与赖老三私奔了。如此淑女爱渣男的故事，从古到今不知上演了多少次。

有的心理咨询师将不合常理、失去理智、明知不可为而为之的爱情称为"情执"。情执是佛教用语，简单地说，就是对感情过于执着，以至于到了犯傻的地步。前些年，内地某女生（不能讲真名，以免打扰她现在的平静生活）痴恋香港某知名男明星，千里迢迢去见面，不仅闹出了大新闻，还连累了家人。其实她与男明星之间，根本没有半点可能，但她就是愿意无底线地、不顾一切地付出，这就是情执。

有心理学家指出，在恋爱中的某些心理特征，与强迫性焦虑症有相似之处，就是明知不合理，但又必须这样做，不然就焦虑万分。对于J君来说，她还有点希望，可以期待赖老三浪子回头、改过自新。但是，追星女还有希望吗？希望很小，因为她的一切皆为幻想。如果她的父母在她病情还不严重的时候，就带她去找心理医生，也许她的人生将是另一番模样。

11. 强迫症状是为了缓解焦虑

人为什么会出现强迫症状？究其深层原因，是内心深处的焦虑感在作祟。

在临床上，患强迫症或者有强迫倾向的人相对多一点，大部分人都将强迫症与焦虑症视为两种疾病，而在国际上，则通常将强迫症归类为焦虑障碍。所以，在治疗强迫症时，首先应该治疗患者的焦虑感。如果患者能与焦虑感和解，学会用更恰当的方式来缓解焦虑感，强迫症状自然会消失。

12. 强迫性焦虑症成因探微

关于强迫性焦虑症的形成原因，目前和大多数心理疾病一样，并没有一个明确和肯定的说法。但是在临床上可以找到疾病可能的形成原因，这对治疗很有帮助，患者很有必要了解这方面的知识。目前认为的可能的形成原因有以下三种：

一是心理因素。大脑总是会控制不住地去想问题，想思考出一套完美方案。不停洗手，就是追求完美的一种表现，因为患者希望自己身上没有任何细菌。

二是遗传因素。心理学家研究表明，强迫性焦虑症患者的近亲属患同一种病的概率将高于其他人的患病概率。如果父母患有抑郁症、精神分裂等疾病，那么这些家庭的孩子长大后，他们患强迫性焦虑症的概率会大于来自正常家庭的孩子的概率。

三是生理因素。有医学家指出，患上强迫性焦虑症是因为患者的大脑"硬件"出了问题，他们的尾状核比正常人的活跃，容易产生"不对劲"的强迫思维，继而引发强迫行为。正如前文所讲，目前人类对大脑的研究还不够深入，所以不能用手术修补"硬件"。当前的治疗手段，应该仍然以认知行为治疗为主、药物治疗为辅。

第五章　社交焦虑障碍

——过不了心里那道坎

1.爱情随风而去

在一个春日的黄昏，一个女孩的身影飘入丁军的脑海中，从那以后，丁军就再也忘不掉这个女孩。女孩是新搬来的，丁军家在五楼，她家在三楼。每次路过她家时，丁军总会看上几眼，恋恋不舍。丁军每一次都等在她回家的路上，远远眺望着她，并目视她的背影消失在路头拐角处。

丁军听说她的母亲是小学教师，她在城里上卫校。丁军还观察到她家里除了母亲，只有一个弟弟，她好像没有父亲。更为重要的是，她每次回来都是一个人，可见她并没有男朋友。丁军有很多次都想与她相识、相知，并展开更加深入的交往。但应该如何开始呢？每一次快要接近她时，丁军就变得手足无措，一句话都说不出口了。

有一天，机会来了，女孩刚从学校回来，提着一个大皮箱，看上去很吃力。在楼梯处，她将皮箱放下，甩手，想休息会儿再提上去。这时丁军鼓足勇气，快步走过去，说"我帮你提"，然后就提着皮箱往楼上走。女孩一愣，跟着他上了楼。到了女孩家门口，丁军放下了皮箱，便径直往上走。他听见女孩说了声谢谢，声音非常温柔。

既然有了开始，就应该有深入发展，但此事并没能让丁军与女孩的关系得到发展。这也怪丁军自己。不知为什么，虽然他非常想接近女孩，也想与女孩有段故事，但一到真正接近时，他就害怕和女孩说话。帮女孩提皮箱，是正式认识她的大好机会，但是他白白浪费了。丁军心想，下一次一定要和女孩交流一下。

但是没有下次了。女孩开始住校，每周末才能回家一次。丁军始终没找到搭讪机会。一眨眼，半年时间过去了。有一天，他看到女孩带回了一个男孩，两人有说有笑……

十几年过去了，丁军直到30多岁时，才经人介绍，勉强结了婚。他虽然非常努力，也很勤奋，但他的人际交往始终是个大问题，从而导致他的事业发展一直停滞不前。后来，他在总结人生时，看到了一些书，才知道原来自己从青春期开始，就患有社交焦虑障碍。

每次回镇上的老家，丁军都会经过女孩的家门，他在想，如果自己没有社交焦虑障碍，那么自己的人生和家庭，又将会是什么模样呢？

2. 见到领导绕道走

有的人非常怕见到领导，因为他们一见到领导，就会哑口无言、手足无措，导致场面异常尴尬，所以他们总是想尽一切办法避免与领导碰面。

上学时，老师会批评学生，处罚学生，所以，我们非常害怕见到老师，总会想办法回避老师。我们的这种"怕"，从小便进入了我们的内心深处。我们长大后，自然而然就会对这些权威人士（小时候是老师，参加工作后是领导）产生恐惧感。这其实是一种正常现象，但是一旦这种情绪上升到非常恐惧的地步，影响到我们的沟通交流、工作和事业，就有必要在心理上进行反省与疗愈了。如果程度轻微，就不必求助心理咨询师，尝试给自己一些合理的暗示，比如领导也是人，也是从办事员提起来的，领导也有七情六欲、缺点，自己今后也会当领导等。

以后我们见到领导时，别绕道走，自信一点，大大方方地上去打声招呼，甚至聊几句。毕竟，有些所谓的"有心人"，还专门在路上"偶遇"领导呢。

3. 脸红的烦恼

郝勇个子很高。虽然他的名字叫郝勇，但生活中的他有些害羞，动不动就脸红。

有一次，同学聚餐的时候，邻座的一个女同学跟他说话，他一下子就脸红了，另外一个男同学看见了，就起哄说，郝勇喜欢这个女同学，他心里有鬼。郝勇的脸一下子红到了脖子，同学们见状哈哈大笑。郝勇感到十分尴尬，他有些恼羞成怒，但仍然强忍着。后来，郝勇就尽量不去参加同学聚会了，但脸红的毛病一直困扰着他，成为他生活的短板。

为什么自己这么容易脸红？为解决此问题，郝勇开始求助心理咨询师。心理咨询师告诉他，在脸红发生之前，他就预先设定了结果：自己的行为会招来外界的负面反馈，而不是正面反馈。害羞的原因，有可能是天生的，也有可能是后天形成的，这与家庭教育有关。克服方法就是，去除潜意识中的"羞耻感"，告诉自己脸皮厚一点。

4. 性格内向不是问题

一大早，小耿就来到了心理咨询中心，她说自己社交方面存在问题，有些焦虑，怀疑自己患了焦虑症。她说，自己吃饭的时候，别人讲段子、说笑话，她插不上嘴；唱歌的时候，别人很放得开，而她唱歌不行，就只能在角落里发呆……

听完小耿的话，心理咨询师又询问了她一些内容，然后说："经初步判断，你能进行正常交流和必要沟通，所以并没有患上社交焦虑障碍，而是性格内向和兴趣爱好较少。你的这种情况不是感冒，没有必要打针吃药。这是观念和认知问题，不是心理问题。"

此外，心理咨询师还鼓励小耿：第一，天生我材必有用，性格内向也是一种独特优势。据统计，世界上70%的成功者都性格内向，比如爱因斯坦、巴菲特、比尔·盖茨、马化腾等。因此，只要将自己的优势发挥出来，肯定能在社会上占有一席之地。第二，不要拿自己的短处去和别人的长处比，别人的长处是喝酒、唱歌、讲段子，小耿在这些方面不行，却硬要装出一副社交达人的样子，东施效颦，最终可能会弄巧成拙。第三，小耿和大多数性格内向者一样，有着善于思考、懂得改变的优点，比如她今天选择求助心理咨询师，就是一种提高认知能力的行为，能够减轻她对于心理障碍的忧虑。而那些大大咧咧的外向者，通常都不够敏感，他们的自我感知能力也就相对较差。

5. 社交焦虑为何因人而异

别人给你介绍女朋友的时候，你了解到，这个女孩家庭条件一般，文凭比自己低，工作单位也不够稳定。在咖啡厅，你怀着居高临下的心态与女孩见面，你侃侃而谈，不拘束，不紧张。而如果介绍人说，这个女孩是富二代，国外名牌大学华业，在家族企业担任高管，而且美如天仙……那么，你可能会在见面之前，对着镜子，看领带有没有打好、发型是否好看。见了面之后，你发现对方果然是大美女，举手投足之间散发着无与伦比的魅力。这时你就会发忧，怕对方看不上你，因此你说话小心谨慎，喝咖啡也故作优雅。

这不是势利，相反，这很正常，因为你遇见的两个人的能量不一样。在能量比自己高的人面前，自我价值感就会降低，这是人之常情。但是，在能量比你高的人面前，如果你面红心跳、说话语无伦次，甚至干脆避免见面的话，你就要注意了。会出现这种情况，也许是你的内心不够强大，也许是你患有社交焦虑障碍。

6. 台上妙语连珠，台下词不达意

虎哥是单位的"小品王"，每次有演出，必然少不了他。在台上，他自然大方、说话幽默、腔调搞笑，让大家忍俊不禁。在不用表演时，比如同事聚餐，他就成了"闷葫芦"，一言不发，或者干

脆找借口不参加。看得出来，他登台表演的时候，内心是非常愉悦的，但同事之间的日常交流对于他来说则是种煎熬。

从心理学的角度看，虎哥患有社交焦虑障碍。临床上把社交焦虑障碍分成两种，即一般社交焦虑障碍和特殊场合社交焦虑障碍。前者是无论何时何地，都害怕自己成为别人关注的中心。他们不愿结识陌生人，害怕与人交往，甚至不想去公共场所。而后者则只会对某些特殊的情景或场合感到焦虑，比如集体讨论发言、当众表演等。

对于大多数患者而言，社交焦虑障碍具有广泛性，只要与人交往，或者受到别人的关注，他们就会出现口干、出汗、心跳加速、脸红口吃、身体颤抖、呼吸急促、手脚冰凉等生理反应，这些都会使他们焦虑不安，从而产生逃避心理。

而少部分患者，则只会对特殊社交场合产生不良生理反应，他们在日常交往中是正常的。这部分患者通常意识不到自己患有心理障碍，因为他们在正式场合会尽量避免发言及参加表演、演讲等，所以他们的生活并不会受到影响。只有极少部分患者，能够在特殊场合应对得体，甚至还表现出某种天赋，但是却害怕日常社交，比如虎哥。

7. 自卑与自尊的双重绞杀

在一部抗战老电影里，汉奸口吃，向"太君"献媚，说了很久也没有说出一个完整的句子。引来"太君"臭骂后，他仍然摆出一张笑脸，好像是受了褒奖。作为汉奸，给日本人当狗，自己有口吃，没有能力，只能用自己的身体缺陷来取悦主子，你能说他的内心不自卑吗？是的，这个汉奸的确自卑，但他没有社交障碍。在电影中，他的表现欲极强、曝光率极高，当然，他干的都是些坏事。

这样的人，电影中有，现实生活中也有。从心理学角度看，正因为这类人自尊心很弱，能够为他们的不良情绪找到出口，所以他们才不易患社交焦虑障碍。然而大多数社交焦虑障碍患者，既自卑，又拼命捍卫自尊。因为自卑，他们觉得自己在很多方面比不上别人，不敢与别人平起平坐，不敢与别人公开讨论问题，也不敢直视别人的眼睛。为了避免尴尬，也为了保护心灵，他们便选择宅在家里，尽量不与人接触。自卑表现出的拒绝姿态，与捍卫自尊表现出的臆断抉择两相结合，就像两块大石头，堵住了来去的路。因为没有出口，不良情绪就全部滞留在了身体里，成为其焦虑的源头。

8. 社交焦虑障碍成因探微

社交焦虑障碍的成因主要有以下三种：

其一，难堪的社交经历留下的心理创伤。小美读初二时，有一次老师在课堂上抽她发言，她还没有准备好，说话吞吞吐吐、支支吾吾，引来了同学和老师的嘲笑，这在她的心里留下阴霾。自此以后，她的每一次发言都不顺利，她不仅口齿不清、结结巴巴，还出现了身体颤抖、心慌意乱等反应。后来，她勉强读完大学，在考公务员时，无论如何都过不了面试关。因生活所迫，她找了一份不需要面试的工作，但她没干几天就辞职了，因为她没办法和同事正常沟通，工作开展得相当艰难。小美家庭条件不好，又不能宅在家里啃老，万般无奈下，她来到了心理咨询师面前。

其二，原生家庭错误的教育方式。家长过于保护孩子，对孩子不信任、不支持、不鼓励，反对孩子与同学正常交往，对交际在内的一切都大包大揽、一管到底。这样就制约了孩子正常交往能力的发展，孩子长大之后就容易患上社交焦虑障碍。此外，如果家长过度关注孩子的外在形象，就会使孩子产生"只要有一点瑕疵就不能出门、不能与人交流"的意识。这样的意识经过多次强化，可能会埋下社交焦虑障碍的种子。

其三，生理原因及社会原因。美国精神病学教授戴维·西汉认为，社交焦虑障碍是大脑内化学物质失调所致。另外，如果生长在一个环境恶劣、道德沦丧、坑蒙拐骗的社会，那么人们患社交焦虑障碍的概率就会相对较大。

第六章　创伤后应激障碍

——那不断闪回的受害画面

1. 时间并不能抚平一切伤口

张佳在大学期间的恋爱经历在她自己看来，算是刻骨铭心。张佳是独生女，父母强烈要求她回原籍工作，男友不愿意，于是他们无奈在站台分手。

醉过方知酒浓，爱过才知情重。男友走了，张佳十分伤心、难过、绝望，感觉今生再无恋情。室友王佳劝她说长痛不如短痛，时间能治愈一切。

王佳说对了。10年之后，他们再次见面，张佳已经是两个孩子的母亲。她们谈起往事、复盘恋爱经历时，张佳已经能做到轻松从容、心静如水了。看来真如王佳所言，时间能抚平伤口。

聊完了张佳的往事，张佳问王佳："你怎么还是单身一人？"王佳沉下脸来，说："缘分未到。"张佳有些纳闷，说："大学期间你就这样说，现在过了10年，你还是这样说，再这样下去，你就嫁不出去了。"

王佳欲言又止。

张佳看出名堂，知道王佳心里有秘密。

在张佳的引导下，王佳讲出隐藏在心中的往事。那时她上小学五年级，有一次，她在放学回家途中被强暴了。后来，她只要与男孩接触，被强暴的画面就会反复闪回，她就会感到惊恐、不安……所以，她不敢恋爱。

张佳说："你劝我的时候，说时间能抚平一切，这么多年了，难道……"

王佳摇头，说："我曾经努力过，但都失败了……"

当天晚上，张佳给做心理咨询师的表姐打电话，表姐告诉她，初步判断，王佳是患了创伤后应激障碍，需要在专业人员的指导下进行治疗。

表姐说，王佳被强暴的画面已经进入她的潜意识，并且在记忆闪回中不断强化，由此带来的创伤，是不会随时间推移而消失的。

2. 从悬崖坠落

思倩对心理咨询师讲述道："这段时间，我老是做噩梦，梦见去登山，到了悬崖边，突然脚一滑，我坠落下去，一下子就惊醒了……醒了之后，我就难以入眠，睡眠质量也变差了。"

心理咨询师问："你以前做过类似的梦吗？"

思倩回答："做过，从小到大，我做过很多次关于登山的梦，但都是好梦。我很快乐，有时还会故意从悬崖上往下跳，因为我长着翅膀，会飞翔，我喜欢在空中俯瞰大地的感觉，很美妙。"

心理咨询师说："你想想，这一段时间，就是好梦与噩梦交叉的时间段，是不是发生过什么事情呢？"

思倩想了一会儿，说："我在高速路上，看见过一起车祸，一辆大货车从前面驶来，不知什么原因撞在了隔离栏上，把天桥桥墩撞飞了，桥墩飞过来时，砸坏了我前面那辆小轿车，但没有造成人员伤亡。我惊出了一身冷汗。医生，我是不是因为看见了这起车祸，才得了创伤后应激障碍？"

心理咨询师点点头，说："车祸降低了你的自我掌控感。飞翔的梦很美，反映的是自由，还有你对世界深深的信任，因为你可以安全降落。坠落的梦很可怕，因为这代表的是你潜意识里的不安全感，是你内心焦虑的表现。"

思倩说："我只是看见车祸，又不是我自己出了车祸，而且这起车祸也没造成伤亡，有这么脆弱吗？"

心理咨询师解释说："在美国，有人从电视上看见'9·11'事件中飞机撞击世贸大厦的场面之后，就患了创伤后应激障碍。因为人有同理心，你看见了车祸，你会想'如果出车祸的是我，将会如何'。这个问题其实也与你小时候，特别是在3岁之前，是否建立起稳定情绪有关。"

心理咨询师建议思倩："先通过看书或者上网，了解这方面知识，进行自我调整，如果没有效果，再来找我，采取一些专业性的治疗手段。"

3.旧伤未去，又添新愁

顾峰是单位上出了名的"酒疯"，每日必喝高度酒，每次至少喝一瓶，而且"仰光"。这种情况愈演愈烈，发展到后来，如果不喝酒，他就心慌意乱，没办法工作，手、脚也不停抖动。嗜酒一旦超出了一定的界限，便不能再简单用爱好来形容。

在家人的督促下，顾峰到医院检查，结果表明，他患有酒精依赖症。为了戒除酒瘾，他多次住院，但效果总是不理想，每次他一从医院出来，就又开始大喝特喝。家人找到单位领导，想了不少办法，比如控制他的经济等。然而，这些办法都没起到作用，毕竟酒的获取途径多、花费少。

随着对酒精依赖程度的加深，顾峰的身体越来越虚弱，家人看在眼里，急在心头。这时，有人向他家人建议，既然去医院戒酒效果不好，不如去找心理医生看看。

刚开始，顾峰对求助心理医生存有很大的抵触情绪。到后来，可能是因为过度饮酒伤了内脏，顾峰连走路的力气都没有了。是求生欲望让他最终答应求助心理医生。

经心理医生引导，顾峰终于讲出心中的秘密。原来，在10年前，顾峰初次见网友时，中了"仙人跳"骗局，由于拿不出钱，他被打骂，被逼下跪，甚至被迫喊恶棍为爹……

心理医生知道，顾峰无节制喝酒，是想用酒精来"压制"记忆，试图忘掉不堪回首的往事，试图摆脱创伤性事件对自己的影响。但是，这不仅没消除他的心理旧伤，还导致他患上酒精依赖症。

4. 亲身经历地陷之后

在城市街道上走得好好的，突然发生地陷，人掉进去，被活埋。这样的新闻，偶尔会在电视上看到，也许你没多想，但如果你亲身经历的话，感觉就会不一样。

王双就是亲历者，也是那次地陷的幸存者。当他被别人拉出来时，下半身已经失去知觉，送到医院后，才知道右腿已经骨折了。好在骨折不算严重，一个月后就能康复出院。他的身体创伤的确是好了，然而，他的心理创伤就不是那么好疗愈的了。

后来的几年里，王双若干次闪回被陷进去那瞬间的画面，他的脾气逐渐暴躁，越发易怒，难以集中注意力，睡眠质量也随之变差。他开始觉得自己变了，变得小心谨慎、疑神疑鬼，感觉所有人都居心叵测，会对自己下手。

他对心理咨询师说："我现在不仅害怕地面的陷阱，也害怕人心的陷阱。我知道我的想法不正确，但我克服不了，因为如果不睁大眼睛寻找陷阱，我就会变得非常焦虑。"

心理咨询师说："你患有创伤后应激障碍，但是问题不大，因为你自己想改变，而且你看问题比较清楚透彻，你能寻找到疗愈的方法。"

5. 连带性伤害

创伤后应激障碍患者，大多都有反复闪回画面、频繁回忆痛苦经历、警惕性过强、精神紧张焦虑等症状，如果这些症状得不到改善，就会引起心理上的连带性伤害。

经历创伤性事件后，有的患者会给人留下消极、冷漠的印象，他们主动脱离社会，退出原来的圈子，朋友聚会时借故不参加，也不愿意与人交谈，对什么都不感兴趣；有的患者宅在家中，不敢思考未来，不再期待好职业、好婚姻，甚至有出家的想法；有的患者情感表达受到限制，不能表达爱与关怀，对包括家人在内的所有人都不理不睬；症状更为严重的患者，会产生生不如死的感觉，如不及时干预，有可能会患上抑郁症，甚至自杀。

6. 患创伤后应激障碍的概率

有的人历经风险与磨难，九死一生，但这样的经历对于他来说，是一笔巨大的财富，会使他心理越来越强大。但有的人看电视新闻，比如看到"9·11"事件中飞机撞击世贸大楼的画面，就患了创伤后应激障碍。人与人之间，差距为什么这样大？

据统计，大约50%的人在一生中会经历创伤性事件，但在这部分人中，只有8%会患创伤后应激障碍。心理学家研究表明，有心理疾病史、小时候遭到暴力虐待、滥用药物、解决问题能力低下的人，是创伤后应激障碍的高发人群。由于社会文化因素，女性患此病的概率是男性的两倍。

同大多数神经症一样，创伤后应激障碍不属于遗传病，但基因因素对患病概率会有一定影响，如果父母处理自己心理问题的能力弱，子女患病的概率就会增加35%左右。

第七章　症状的其他问题

——焦虑症状的综合认知

1. 焦虑情绪与焦虑症的区别

"医生，我真的很焦虑，你给我开点药吧！"在某医院的心理科，一个学生模样的女孩对医生恳求道。医生说："根据你的检验报告，你只有普通的焦虑情绪，连轻度焦虑症的标准都未达到，所以不需要吃药。""我睡眠不好，眼看要考研了，我心里急呀！"

医生解释道："睡眠并非焦虑症的唯一指标，人的一生总有偶尔失眠，或者一段时间失眠的时候。面对如此巨大的考研压力，你感到焦虑是正常的，但是这种焦虑并没有引起你强烈的生理反应。你的睡眠状况还没到非要药物干预的程度。你目前的情况通过心理调节可以自愈，我建议你去找心理咨询师聊聊。"

从以上对话可见，在临床上，对焦虑情绪与焦虑症有着不同的判断标准和处理方式，两者轻重不同、表现不同、危害程度不同，不能混为一谈。

焦虑情绪人人都有，其表现是心里不舒畅，有压力感或担忧感。比如你要参加演讲，在上台之前，容易感到心慌、呼吸急促、手心出汗，这些都是焦虑情绪引起的正常生理反应。通常情况下，一旦演讲开始，你便没有精力去顾及焦虑情绪，就不会感到心慌了。

适当焦虑可以变压力为动力。仍以演讲为例，焦虑情绪的存在，会使你更加认真地去准备、去试讲。聪明的人都善于利用焦虑情绪去推动工作或事业的发展。

一旦出现焦虑情绪，就会在生理上有所表现，比如有些紧张、不安、担忧，这都是正常的、暂时的，一般会自行消失。但是如果焦虑情绪处理不好，其生理反应上升到焦虑症程度，就需要接受治疗了。

通常情况下，出现以下症状，且持续时间在3个月以上，就应去医院检查，看是否患有焦虑症：其一，不是一般的紧张，而是坐立不安，心情无法平静，影响到正常的工作和生活；其二，经常无缘无故发火，什么都看不惯，与家人争吵，与朋友闹翻，情绪经常失控；其三，满脸忧愁，与环境格格不入，怎么都开心不起来；其四，明知道现实中不会有危险，但就是无缘无故担心，一天到晚惊恐不安，无法说服自己。

2. 焦虑症大脑神经方面症状

张三得知李四患有焦虑症，便对他说："焦虑症没什么，我给你做做思想工作，保证使你放下思想包袱、抛开一切烦恼，你的所有症状都会得到解除。"张三的动机是好的，但李四是中高度焦虑症患者，简单的几句说教无法解决问题，因为他的大脑神经递质已经紊乱。

可借用计算机软件与硬件的概念来对此加以说明。如果仅仅是焦虑情绪，或者是非常轻微的焦虑症，就是软件坏了，通过思想工作和观念引导就能够修复；如果焦虑症达到中度以上，通常大脑神经递质已经紊乱，就是硬件坏了，要通过药物等方式才能修补。对于大脑神经递质紊乱的焦虑症患者，通常要心理咨询师与心理科医生互相配合，软件与硬件一起修补，才能达到比较好的治疗效果。

大脑神经递质，是帮助信号从一个细胞传递到另一个细胞的化学物质。人类的大脑非常复杂，目前医学家仍未将它研究透彻，比如神经递质有多少，哪部分有什么功能，它究竟是怎么传递信号的等，医学家们只知道其中一部分答案。

既然医学家都不能完全讲清楚，那我们普通读者就更没必要深究。简单来说，神经递质就是我们大脑中传递信息的若干河流，在这些河流中，有一条或者几条主管焦虑。如果这些河流紊乱，我们就会产生相应的生理反应，如心慌意乱、焦虑不安。

请听一位焦虑症（特定事物恐惧症）患者的表述："当我看见蜘蛛时，脑袋里面嗡的一下，之后，心脏仿佛停止跳动，手脚也开始抖动起来……"他说的"脑袋里面嗡的一下"，实际上就是大脑神经紊乱，从而引发了心脏、手脚的生理反应。

3. 焦虑症行为方面症状

焦虑症，又称"焦虑性神经症"，其表现除了不安、恐惧等不愉快的情绪体验，还同时有躯体方面的症状。

一是运动性症状。有些病人，在焦虑症发作时静不下来，他们会不停改变坐姿，不断来回走动，反复自言自语。

二是纠结性症状。有一名患者，医生给他开了抗焦虑药品，他走出医院后，马上回去问医生："我是否需要吃药？我不吃药行吗？这药副作用严重吗？"对于医生的解释，他点头认可。可是过了半个小时，他又回来了，问的又是同样的问题，医生又给他解释了一遍。如此这般，他来回折腾了很多次，一直到医生下班。

三是不适性症状。当焦虑症发作时，患者会出现呼吸急促、口干、尿频、尿急、出汗等症状，而这些症状的持续时间很长，自行调节后仍然存在。

四是濒死性症状。当急性焦虑症发作时，患者会出现头昏、头痛、胸闷、心悸、窒息等反应，仿佛有一块巨石压住了自己，他们感觉到自己可能会死。有的患者描述道，当焦虑症发作时，他们会感觉到头被一把大铁钳夹住，越夹越紧，有一种窒息的感觉。此外，焦虑症患者通常有失眠、早醒等睡眠障碍。关于失眠，后文有章节专门进行了探讨，在此不多讲。

那么，当焦虑症发作时，为什么会出现以上症状呢？答案很简单，当你焦虑时，身体自然处于应激状态，你能做的除了对抗，就是逃避。在大多数情况下，你不知道威胁来自何方，也不知道对抗的方法和逃避的渠道。在你束手无策、焦虑不安之时，就会有一些行为方面的无意识的表现。这些表现没有目的和效果，无法控制，只会加深你的焦虑。

4. 焦虑症心理方面表现

一是压抑与抑郁。焦虑症患者凡事均往坏处想，老觉得自己要倒霉，看不到希望，这样的焦虑症状已经严重影响了工作与生活。对此，患者很苦恼，但大多数人没有心理学知识，说不清楚自己的情况，不能自行疏导，只得压抑自己，愁眉苦脸，哭哭啼啼，甚至还有部分焦虑症患者同时患有抑郁症。

二是思维混乱。部分焦虑症患者头昏脑涨，说话逻辑不清，与人交流沟通困难，考虑问题片面单一、不合常理。

三是脾气暴躁。一些焦虑症患者会无缘无故发火，动不动就吵架，人际关系紧张，遇事斤斤计较，反复怀疑别人……表面上是行为异常，实际上是内心焦虑所致。

四是幻想完美。还有些患者什么事情都想干到最好，一旦干不好就会反复责备自己；或者沉浸在理想状态，想象自己是个全才、天才，用幻想出来的成功来满足心理需求。当必须回到现实时，一种挫败感便油然而生，促使焦虑症状恶性循环。

5. 焦虑症就医方面表现

一是过于敏感，稍有风吹草动就去寻医问药。其实，如果有轻微的焦虑情绪出现，或者患有轻微焦虑症，患者完全可以通过改变认知进行自我纠偏和疗愈。但是在现实生活中，有些人没有这方面知识，只是依托医生开药，妄图用最简单的方法根除问题。

二是讳疾忌医，隐瞒症状，硬扛死扛。有些人将焦虑症、抑郁症等同于精神病，甚至等同于"疯子"。这些人怕被贴上精神病人的标签，不敢去医院，也不敢接受心理治疗。

三是只说一半，为治疗自我设障。有些患者在医生面前，反复诉说自己的躯体症状，故意隐瞒情绪症状，导致焦虑症被大量漏诊、误诊。焦虑症是心病，心病需要心药医，如果不抓住认知、心理、情绪这些关键因素，就不可能从根本上解决问题。

6. 焦虑症和抑郁症的区别

在某大学女生宿舍，几个同学在讨论焦虑症。同学A说："什么，刘佳得了焦虑症？老天，她不会自杀吧？"

同学B回答道："不会，焦虑症不是抑郁症，焦虑症一般没有轻生的念头。"

同学C说："刘佳亲口对我说，这段时间她老是睡不着，非常痛苦，都不想活了。我真为她担心，真怕她干傻事。"

同学A接话："我听说失眠是抑郁症的主要症状，我怕她既有焦虑症，也有抑郁症。"

同学B说："失眠是焦虑症和抑郁症的共同症状，在通常情况下，焦虑症患者是睡不着，抑郁症患者是早醒。抑郁症患者通常会感到焦虑；而焦虑症患者可以没有抑郁的情绪。对于既感到焦虑，又有抑郁情绪的患者，医生会分清主次，通常是先治疗抑郁，后治疗焦虑。"

同学C问："这两种病，哪一种更严重？"

同学B回答道："相比较而言，抑郁症对人体的危害更大，更容易危及生命。"

同学A问："抑郁症有什么症状？你讲一讲，我看看刘佳有没有这些症状？"

同学B答："抑郁症患者情绪低落，唉声叹气；不愿理人，不怎么说话，不愿参加社交活动，以前感兴趣的事情现在也不做了；感觉不到快乐，无缘无故哭泣；通常身体消瘦，但也有越来越胖、减不了肥的；当然，还有最重要的指标，就是存在自杀念头。焦虑症患者一般不会产生自杀念头，而对抑郁症患者来说，有自杀念头则是普遍症状。"

同学C说："据我观察，刘佳的表现，是焦躁不安、来回走动、胆小怕事、心烦意乱、敏感多疑，凡事尽往坏处想，老是觉得自己最倒霉。抑郁症状还不明显，看来，她只是患有焦虑症。"

同学A问同学B："你讲得头头是道的，怎么知道这么多啊？"

同学B回答："我正在报考国家健康管理师，看过这方面的内容。"

第二步　摸索自愈方法

第八章　针对性疗法
——专业方法治愈焦虑

1. 理智面对疗法：作家徒步去西藏

章放，35岁，作家，宅男，未婚。他之所以不恋爱结婚，是因为他知道自己承担不起婚姻的责任。他太胆小，怕蜘蛛，怕蛇，怕黑暗，怕社交……如果结婚生子，这也怕，那也怕，怎么为人夫、为人父？但他已经35岁了，这样下去不是办法，几经纠结后，他来到了心理医生面前。

心理医生听完他的描述对他说："你的这种情况属于恐惧性焦虑症，如果一味逃避，继续当宅男的话，以后需要逃避的东西就会越来越多。而且，每一次避开令你感到恐惧的东西后，你的焦虑只是表面上暂时得到缓解，但同时产生的挫败感，反而会加重你的病情。"心理医生也给他开出了"药方"：一个人带少量钱，到现代化程度不高的地方旅游一个月。

开"药方"容易，但要章放踏出这一步很困难。面对他的畏难情绪，心理医生鼓励他说："你已经在懦弱与害怕中虚度了35年，难道你的后半辈子也要这样度过吗？你现在就像一个囚徒，被关进了一个密闭的房间里，而恐惧就是这个房间的门，你现在要做的，就是理智地看待它，并勇敢地推开它。迈出这一步之后，你会发现房间外面的世界很精彩。"

章放回去后，纠结了半个月，最后决定为了今后的大半辈子勇敢一次，便徒步去了西藏。他带着少量的钱，从成都出发，一路风餐露宿，逼着自己战胜恐惧。想要搭顺风车，必须与驾驶员拉关系、套近乎；路上没有饭店，就不得不去牧民家里讨水喝；走到偏僻的地方，随时会有野兽出没；住廉价旅店，抬头可见蜘蛛网，老鼠也时不时探出头……在这一个月中，章放克服了诸多困难，其心路历程令人难以想象。当他站在布达拉宫前、享受着高原阳光、不再感到心惊胆战时，他体验到了一种从未有过的舒适感与成就感。

当恐惧来临时，与其回避焦虑，不如理智面对。正如章放的心理医生对他所说的那样："如果你能理智面对恐惧对象，那你的恐惧性焦虑症就好了一半。"

2. 系统脱敏疗法：她终于敢坐小车了

刘静在一家文化公司任职，因工作表现优异，升任了部门经理，工资奖金也随之上调。按理说，升职加薪是好事，但刘静却高兴不起来。她原来做文案工作，而新岗位要出去跑业务。难道是因为她有社交障碍吗？并没有。她情商高，善于与人打交道，营销能力也不错，这也是她能升职的原因之一。但是提拔她的领导不知道她有一个问题，或者说有个毛病——怕坐小车。

刘静是怕自己晕车吗？不是。她一坐上小车，便会神情紧张、四肢僵硬、呼吸困难，甚至会有一种天旋地转，自己快死了的感觉。她的症状严重程度与车的大小成反比，车越小，她的反应越强烈。因此，她对小车是能避则避，能坐公交车就绝不坐出租车。

刘静在网上搜索相关信息，发现自己的这种症状属于幽闭恐惧症。从小到大，她就喜欢大空间，睡觉的时候也常常打开窗户。每次进入电梯、卫生间等小地方的时候，她就会感到不舒服。

对于特定恐惧对象，大多数人均选择能避则避的态度。刘静心想，以前不坐小车也没什么，基本不会影响工作与生活。但现在不同，她要出去跑业务，时间就是金钱。纠结一阵后，她决定求助心理医生。

心理医生说，幽闭恐惧症是恐惧性焦虑症的一种，通常采取系统脱敏疗法进行治疗。心理医生解释道："所谓系统脱敏疗法，就是通过系统化心理干预，让你脱离导致神经敏感的特定事物。详细地说，就是进行心理诱导，先暴露出导致焦虑的特定事物，然后在你放松的状态下，再现模拟情景，让特定事物与你想象性接触，这样反复多次，就会帮助你与特定事物和解，让你不再感到恐惧与焦虑。"

心理医生跟刘静讲了系统脱敏疗法的主要步骤，并引导她进行尝试性训练。

第一步，将特定恐惧对象分等级。（采用6分制计分法，让刘静将怕坐小车的程度，由低到高分成6个等级，分别记1—6分。）

想到小车——1分。

看到小车——2分。

走到小车前——3分。

拉开车门，准备上车——4分。

坐进小车里——5分。

小车开始启动——6分。

第二步，引导放松。心理医生让刘静坐到沙发上，双手放在扶手上或自然下垂，身体尽量放松，放慢呼吸，在脑海里回想一些令自己愉悦的情景，比如躺在一片草地上，温暖的阳光照在她的脸上，微风吹拂，她感觉很舒服……

第三步，系统脱敏。先从分值最低（1分）的情景开始，想到7座小车、5座小车和两厢的微型小车。心理医生对刘静说："如果你想到小车就害怕，那你就告诉自己，'没关系，有心理医生在，我很安全'。如果1分这关过了，你想到小车不再心慌害怕，就可以进入2分段，想到看见小车。你对自己说，'看见小车没什么，我每天都看见小车，根本不用害怕'。如果这一关过了，就进入3分段……如此循环，不断练习。"结束后，心理医生提醒刘静，此方法简单易行，自己一个人也可以练习。通常情况下，持续练习一段时间，应该就能够战胜恐惧。同时，心理医生还鼓励她："其实无论是小车还是其他小空间，都是没有杀伤力的，有杀伤力的只有你内心的恐惧感。请对自己说：'我能成功，加油吧！'"

3. 暴露阻断疗法：扔废旧物品不再是问题

心理医生安娜的咨询室来了一位求助者，她就是小明母亲。

小明母亲讲述说："我的儿子小明是初三学生，听话上进，学习成绩还可以，表面上看没什么问题，但他有个只有家里人才知道的坏习惯——舍不得扔东西。"

"小明六年级的时候，农村亲戚来做客，我将他小时候的衣服打包，准备送给亲戚。小明见自己曾经穿过的衣服要被拿走，一个人关在房间里哭了好久。事后他对我说，见亲戚将衣服提走的那一刻，他的心里像被掏空了一样，非常难受。我给他讲了一些道理，但都没有效果。"

"后来两三年，小明的症状更为明显，小时候的玩具、读过的课本、坏了的钢笔、用过的口缸……凡是自己用过的东西，或者在家里摆放久了的东西，他都哀求我们不要扔掉。没辙了，只得依他。这样下去不是办法，也许会影响他今后的生活，所以我来您这里，想听听您的意见。"

安娜问："小明除了舍不得扔东西，还有没有其他问题，比如在个人卫生方面。"

小明母亲说："有呀，他的个人卫生方面是有问题，洗脸漱口需要大人叮嘱，换衣服也需要大人提醒，总之感觉他有些邋遢，为这事我也正烦恼呢。"

安娜略为思考后，分析道："小明患了一种强迫性焦虑症，俗称'储物症'或'收藏癖'。尽管要被扔掉的东西已经用不了了，但他心里仍然会产生一种强烈的被剥夺感，由此引发焦虑，使他感到痛苦。临床实践表明，有此倾向的人，个人卫生情况都不怎么好。许多事情都相互有联系，舍不得扔东西，房间就容易变得凌乱，小明的潜意识里已经接受了不干净、不整洁的环境，自然就对个人卫生不太在意了。

"患此病的原因通常有三个：一是成长过程中遭受过重大挫折或打击，大脑中某种物质受到了隐形伤害。二是安全感欠缺，需要弥补，当他看到或想到这些废旧物品时，心里才感到安稳。三是父母对孩子关爱不够，或是彼此间爱的联结不够。因为缺失爱，所以小明对这些废旧物品产生了感情，舍不得丢弃。请你想想，这三个原因中，小明的情况属于哪一个？"

小明母亲想了一会儿，说："这三个原因好像都不对，我和小明爸爸关系很好，家庭和谐，小明是独生子，我们从小就对他照顾周到、宠爱有加，而且小明成长顺利，也没遭受过什么严重打击。"

安娜说："此类心理疾病的原因，可分为显性原因与隐性原因。有些隐性原因，当父母的根本不会知道，我举个例子，比如在小明婴儿时期，有一天晚上打雷，你没抱着他，他可能就受了惊吓，因此埋下了祸根。"

听完，小明母亲若有所思。安娜说："如果找不到原因，就没必要去寻根问底。这个世界上的大多数人的心理都有这样或那样的偏离，现在要做的，是我们一起想办法纠偏。"

安娜介绍，对于这一类强迫症患者，采用暴露阻断疗法比较有效。小明不愿意扔东西，家长通常的做法是惯着他，将他的东西尽可能保存，这样做的结果，是他心里暂时感到了安稳，但从长远来看，这样的做法反而会加重他的强迫症状。家长要做的，就是带着他扔东西，多扔几次，他的症状就会减轻。其原理是，小明在扔东西时，就相当于将自己暴露在焦虑之中，而焦虑是有峰值的，多暴露几次，达到峰值后，其焦虑程度自然就会减弱。

看着小明母亲似懂非懂的样子，安娜举例说："学习开车，其实就是一种暴露阻断疗法。当你第一次握住方向盘时，你心里会发慌，或者脑海里会出现车祸画面。如果对此采取回避态度，你就永远都学不会开车。如果你敢于暴露自己的焦虑，大胆练习，等开车时间长了，那些与危险相关的想法就会越来越少，你的焦虑程度就会逐渐降低。到了一定程度，你就会对自己的驾驶技术充满信心，不会再有任何焦虑了。这个例子说明，可以用暴露的方法阻断焦虑。对小明来说也一样，只要你带着他多扔几次东西，他的焦虑程度就会慢慢降低，经过反复训练，最终就能阻断他的焦虑。"

看见小明妈妈面露难色，安娜说："我知道，你带着小明扔东西，他会不舒服，甚至哭闹。你想改变他，但你改变不了他，唯一能改变他的，只有他自己。他今年已经上初三了，有一定的认知能力，你可以在生活中潜移默化地给他讲解心理学知识。如果有一天他主动提出想改变和治疗，那么到时候你再适当加以引导即可。对于他的个人卫生，你别太担心，只要他舍得扔东西，洗脸、漱口、换衣服之类，你略加引导，应该不是问题。

"之后，在具体的治疗过程中要注意两点：其一，要有治疗计划，比如一周扔几次东西，扔什么东西。计划一旦实施，最好不要中断，一直训练到扔东西时他不再焦虑为止。如果训练中断，几个星期不扔东西，那么再次训练时，他的焦虑程度就会回到从前，之前就白练了。其二，刚开始训练时，或者说刚开始扔东西时，他肯定会有焦虑感，会非常难受，扔东西肯定会冲击他的身心，这时你要鼓励他勇敢面对、坚持到底。你可以举锻炼身体的例子，比如人在刚开始锻炼时，肌肉会疼痛，但只要坚持下去，力量会得到增强，肌肉也就不再会痛。"

4. 意象引导疗法：抚平意外造成的心理创伤

2004年年底，刘丹因工作烦恼，去旅游解闷，男朋友疼爱她，选择主动陪同。12月26日，他们在泰国遭遇大海啸。海浪袭来，海滩上的人们尖叫着往高处跑。男友拉着刘丹也赶紧跑，当他们跑到酒店围墙边时，海浪已经离得很近了。情急之中，男友抱住刘丹的双腿，将她向围墙内推。刘丹越过围墙，重重地摔在地上，头部受伤。海浪虽然卷起来了，但刘丹在围墙内，并没有被卷入大海。而男友在围墙外，不知所踪，最后连尸体都没找到。

刘丹被救援人员送进医院，并被确诊为创伤性脑损伤。医生说，脑部不便于做手术，只有靠自己慢慢调养。她在泰国医院待了两个月，表面上看，她的身体恢复了正常，但她的心理情绪方面出了问题，她变得冲动、易怒、鲁莽，动不动就与人吵架。

刘丹原本以为，时间是治愈一切的良药。可是回到国内后，她的这些症状并没有消除，反而随着时间推移变得越来越严重。因为情绪处理不好，所以她的人际关系紧张，工作与经济状况堪忧。这些年来，她心里满怀着对男友的愧疚，脑海里不断闪回海啸袭来的画面，每天都在回忆着和男友的点点滴滴。

时间不断流逝，然而她的病情却始终不见好转，工作生活也一团糟。眼看快40岁了，但她还是没有谈恋爱。有一天夜里，刘丹醒来，回忆起她这十几年浑浑噩噩、痛苦不堪的生活，开始思考：我是不是只能生活在过去了？难道我的后半辈子就只能这样度过了吗？

刘丹下决心改变，她到几家医院的神经科、心理科进行医治，心理医生也找过好几个。经过综合分析判断，她患有创伤后应激障碍，但无论是吃药还是心理交流，效果都不明显。直到有一天，她遇到了心理咨询室的郭勇。

郭勇年轻帅气，更为难得的是，他的长相和气质与刘丹之前的男友有几分相似。当刘丹第一眼看到郭勇时，就产生了一种亲切感，刘丹下意识地感到郭勇会给自己带来某种改变。郭勇虽然从业时间不长，但悟性很高，能解决一些棘手的问题，是咨询室的顶梁柱，在本市心理咨询界也小有名气。郭勇听了刘丹的话后，建议她试试意象引导疗法。

第一步，放松身心。在郭勇的引导下，刘丹闭上眼，放慢呼吸，身体渐渐放松。

第二步，进入想象状态。郭勇并非一上来就让刘丹去想象泰国、海啸，而是做了些铺垫。郭勇先引导她想象动物园里的长颈鹿，以及长颈鹿身上的斑点，想象这些斑点先由褐色变成蓝色，然后变成红色……

第三步，意象接近。待刘丹具备一定想象能力后，郭勇引导她想象与男友漫步在动物园内，听鸟儿欢叫，看天鹅戏水……

第四步，直面创伤。引导她回想海啸来临的时刻，男友拉着自己狂奔，最后奋力将自己推入围墙内的那一瞬间，引导她想象男友的力量还停留在自己身上。郭勇问："你会听男友的话吗？"刘丹毫不犹豫地点点头。

第五步，意象抚慰。引导刘丹想象与男友故地重游，此时海啸早已退去，酒店还在，围墙依旧。在围墙旁边，男友（实际上是郭勇）对刘丹说："我在另一个世界生活得很美好，但是我不能告诉你关于那个世界的事情，这是那边的规矩。我虽然因那次海啸去了那里，但我一点儿都不怪你，因为那是命运对我的安排。这些年来，你一直都在责怪自己，我今天回来，是请你谅解自己，因为我不想看到你现在的样子。如果你能重新开始，有全新的生活，有幸福的家庭，我在那个世界也会感到高兴……"

第六步，释放情感。刘丹听到这里，双眼噙着泪水。郭勇让她大声哭出来，"哇"的一声，刘丹放声大哭，隐藏在她内心深处的负能量终于得到宣泄。其实，她心里明白，刚才与她对话的是郭勇，而不是男友，但是用这种方式，她得到了从未有过的轻松与平静。

第七步，告别仪式。咨询室内的工作结束了，但治疗尚未完全结束。在郭勇的建议下，刘丹手捧一束鲜花来到男友坟前，她要与男友对话，感谢男友给她精神力量，让她开启新的生活。她要用这种仪式，与男友告别，与那场灾难告别，与十几年来糟糕的生活告别。

一年之后，郭勇打电话回访，得知刘丹现在过得不错，找到了新工作，也恋爱了。由此可见，意象引导治疗已经达到了预期目的。

5. 自我暗示疗法：解决赤面恐惧症

有人见到异性、领导，或者在受众人关注的场合就会脸红，进而给自己的人际交往带来困扰，这是一种社交焦虑障碍，被称为"赤面恐惧症"。

其实，脸红是很正常的事情。人处于紧张状态，交感神经兴奋，心跳加快，毛细血管扩张，其结果就是脸红。只是大多数人的症状较为轻微，随着谈话交流，脸红会自然消失，以至于自己都感觉不到。而有少部分人，因为紧张、害羞等，他们的脸红状况很严重，不能自行消失，于是他们便极力掩盖，但没有效果，对这部分人来说，脸红就成了一种心理障碍。

怎样克服脸红？有人说，可以用技术掩饰，比如男士打红色领带，女士用头发遮住半边脸，或者戴上墨镜。有人说，别太在意，脸红一会儿就会好。有人说，可以增强自信心，锻炼心理承受能力，多看一些社交技巧方面的书。有人说，可以在社交前控制情绪，比如做深呼吸，使自己摆脱焦虑。

以上说法都对，一把钥匙开一把锁，按上面的说法去做，只要能够解决问题就行。如果你还是解决不了问题，就可以用自我暗示的方法——当你脸红，特别是在异性面前脸红时，悄悄对自己说："不用道德来谴责我！"

此方法简单、实用、有效。为什么有效？因为这是一种积极的心理暗示。当你面对异性时，你就提醒自己：我对他没有非分之想，我在进行正常社交，我为什么要脸红？

6. 情景模拟疗法：突破面试心理障碍

小张是一个"双面人"：在家里是小可爱，在闺蜜聚会时是活跃分子。她的性格并不内向，但有个问题，就是不能在正式场合发言。只要人一多，特别是还有陌生人在场的时候，她就会紧张，说话打哆嗦。她知道自己的心理素质不好，所以在学校读书时，她一概不参加演讲比赛之类的活动。但现在的问题是，她马上就要大学毕业走向社会了，找工作时必须接受面试。

虽然面试的考官不算多，但这些陌生人的眼神使她紧张得脸红脖子粗，一句话都说不出。演讲比赛可以不参加，但工作不能不找。没办法，她选择求助心理咨询师。

心理咨询师听完，说她的这种情况属于社交焦虑障碍，在一些特定场合，比如人多的地方或者陌生人面前，她的情景分析、归纳判断、语言表达等能力就会失常，而且会伴随着脸红、心慌、肠胃不适等一系列生理反应。至于治疗方式，可以考虑情景模拟疗法。

按照心理咨询师的指导，她进行了面试现场模拟训练，找闺蜜充当考官，闺蜜提出问题，她来回答。然后，闺蜜找来陌生人充当考官，对她进行模拟训练。此外，她还进行了广场抗压训练：一个人去到陌生城市，在人流量大的广场上尽情地、大声地唱歌，由此引来诸多围观者。第一次她有些怕，但她心想：反正没人认识我，我就要挑战自己。当她唱完后，围观人群鼓掌欢呼，这让她感觉在人多的地方唱歌，并没有想象中的那样可怕。她想到了心理咨询师的话——克服心魔，你将无所不能！

7.五步康复疗法：治疗创伤后应激障碍

经历过创伤性事件，也许身体并无大碍，但心理上还是会留下伤口。这些心理上的伤口如果没有得到很好的处理，其生活轨迹很可能会发生改变，一些令人崩溃的困扰或症状也会纷至沓来。

心理学者研究发现，抢劫、强奸、家暴等人为伤害，与地震、龙卷风之类的自然灾难相比，造成创伤后应激障碍的概率更大，危害程度也更高。

下面这个故事的主人公叫小雪，在她20岁那年，一天晚上在归家途中，她不幸被歹徒强暴。此后十几年的时间里，她都不敢一个人居住，只能和母亲一起生活；晚上不敢出门，因为害怕再次被袭击；她睡觉时要开灯，因为怕黑暗；她不敢使用水果刀，因为伤害她的歹徒曾用锋利的匕首威胁她；她30多岁了，也不敢去恋爱结婚，因为她害怕男人。

小雪被强暴的经历，只有两个人知道，一个是她母亲（父亲去世了），另一个是她最好的闺蜜。每当她提起此事，想倾诉的时候，母亲与闺蜜要么叫她想开点，要么就说时间能治愈一切。但是已经过去十几年了，时间并没有治愈创伤。相反，她的症状越来越严重，已经严重影响到了她的工作与生活。

在不得已的情况下，小雪求助了心理医生。心理医生打比方说："尽量不去想受到的伤害，相当于受伤部位还没处理干净，就将伤口强行缝合。'时间是医治一切的良药'，实际上是一种回避态度，如果一直没将伤口里面导致'发炎'的物质清除，就随时可能会出现状况。现在你要做的，是将伤口重新打开，清除干净后再缝合。治疗创伤后应激障碍，通常有五步，你可以尝试自己做，也可以由专业人士指导操作。"

第一步，回忆经过。对于小雪来说，这很难，因为回忆被强暴的过程，她会非常痛苦。心理医生鼓励她，重新扒开伤口肯定会痛，但长痛不如短痛。

心理医生引导小雪回到"犯罪现场"，鼓励她讲出所有细节。虽然这些细节让她感到恐惧、震惊、难过，甚至毛骨悚然，但她必须讲出来。因为这些细节里包含着许多信息，很可能就是它们导致伤口"发炎"，她必须勇敢面对。

第二步，体验感受。心理医生要小雪回想自己当时的感受，比如害怕、悲伤、恐惧、无助等。

第三步，表达情绪。有了感受，不表达出来，就等同于知道了细菌在哪里，但没有消毒杀菌。心理医生引导小雪，用自己的语言将当时的感受说出来。请注意，要说出真实的感受，既不要回避，也不要夸张。顺便讲一下，如果是自己进行治疗，没有专业人士的帮助，就可以采用自言自语、写日记等方式来表达情绪。

第四步，释放情绪。如果说伤口是细菌导致的发炎，表达情绪相当于用酒精消毒，那么释放情绪则相当于口服抗生素。小雪在释放情绪时，可以大骂强奸犯"色狼"，诅咒他不得好死；也可以说等一会儿就去报案，让警察抓他，让他一辈子蹲监狱；还可以将沙发抱枕当成歹徒，猛打一通……

第五步，认知重构。释放情绪后，心理医生引导小雪改变思维模式，提高认知能力。他对小雪说："遇见歹徒，这是你人生的不幸，但这并不是你的错。这件事情已经过去了十几年，那个歹徒就算没被警察抓住，他也找不到你了，再说你和母亲住在一起，现在很安全。你之所以感觉不安全，是因为心理遭受了创伤。如果现在你重新对伤口进行处理，那些困扰你的反应和症状就会减轻甚至消失。去公安局报个案吧，这既是对歹徒的回击，也是你获得新生的重要一步。"

在小雪离开之前，心理医生对她说："五步康复疗法治疗创伤后应激障碍，效果通常会比较理想，但也不能保证你治疗了一次就能完全康复。如果之后还有症状，你可以试着自己进行治疗，也可以再次来找我。"与此同时，送小雪出门时，心理医生还鼓励她：心理障碍并不可怕，只要心怀希望、充满自信，就一定能够痊愈。

8. 注意力转移疗法：降低急性焦虑症发作概率

王女士生活在滨江小县城，江边的青草坝是居民的休闲之地。

高一寒假时，王女士闲来无事，一个人到青草坝溜达，那里有她太多的童年记忆。走着走着，她感到胸闷气短、腿酸无力，突然她眼前一黑，有种天旋地转的感觉，她赶紧蹲了下去。好在几分钟后症状消失，一切依旧。王女士觉得可能是这几天自己的身体不舒服，便没把此事放在心上。

高三时，王女士在人民广场，这种症状再次出现了，而且时间也是几分钟。虽然症状的持续时间短，也不影响生活，但已经出现两次了，她究竟怎么了？三番五次之后，这件事情便在王女士的内心留下了阴影。

后来，王女士到省城读大学，这种症状再次出现了，而且频率越来越高。后来，王女士找到了一个规律：她只要走到空旷的地方，就容易出现症状。既然这样，那就尽量回避，尽量不去广场、河边，甚至不去郊游。

大学毕业后，以王女士的专业与成绩，她完全可以留在省城，但她仍然选择回县城工作，因为县城除了人民广场之外，其他街道均较为狭窄。

后来，王女士恋爱了，她未婚夫的老家在农村。她第一次跟未婚夫回老家，刚走到未婚夫家的院子，就一下子蹲了下去，并用手捂着脸。恰好这时，她未来的公婆走了出来。未婚夫见她捂着脸，身体有些摇晃，赶紧抱住她，问她怎么了，她说自己没事。

王女士向未婚夫讲了自己的状况。在未婚夫的陪同下，她去医院作了全面检查，检查结果显示她没有心脏病，没有低血糖，也没有高血压，一切正常。

后来，他们结婚了，丈夫爱她、宠她，出去的话就尽量避开广场之类的空旷地带。但是几年后，他们的小孩大了，闹着要出去玩，要去广场、河边，这令他们感到非常为难。夫妻俩都是大学生，有文化，他们觉得，如果身体检查不出问题，那么是不是心理出了问题呢？于是，他们去了省城，找到了心理医生。

心理医生告诉王女士："你可能患了一种急性焦虑症，名叫'广场恐惧症'，当你走到空旷地方的时候，犯病频率就会升高，久而久之，你就不想去广场、不想去郊外，甚至不想去菜市场了。时间长了，你就会觉得只有在家里才是最安全的，你会越来越自闭。"

王女士急切地问："我为什么会患上这种病？"心理医生询问了一下她的原生家庭情况，并了解了她小时候的生活情况，但仍旧没发现疑点。

心理医生说："也许你在很小的时候，心灵在不经意间受到伤害，埋下了祸根。当你走到青草坝时，也许是一丝凉风，也许是河里的浪花，触动了你内心的伤痕……不过，我说的是也许，不是一定。既然找不到原因，那就不去找，我给你介绍几种方法，你试着用一下，希望能降低犯病频率。"

回到县城，王女士按照心理医生所说的，试着使用心理暗示、冥想等方法进行自我疗愈，但效果不够理想。她心想，也许此生就只能在这片阴影下度过了。

几年后，事情出现了转机。有一次，读小学的女儿闹着要去青草坝放风筝，那是她第一次犯病的地方。丈夫不在家，女儿还小，必须有大人陪同。她经不住纠缠，也不能对女儿说原因，只能明知山有虎，偏向虎山行了，就硬着头皮陪着去吧。

"等一下症状可能会出现，怎么办呢？"王女士问自己。她突然想起心理医生讲的注意力转移疗法，就打算试试。王女士走到青草坝上，在出现不良反应前，她赶紧拿出风筝，和女儿一起跑、闹、笑……风筝越飞越高，她把全部的注意力都放在了风筝上，多看蓝天，不看河水，也不看脚边的青草。两个小时过去了，焦虑痛苦的症状并没有出现，这对于王女士来讲，简直是个奇迹，换在以前，不可想象。

王女士仿佛看到了治愈的希望。于是，她回到省城，再次找到心理医生。心理医生说："在众多的自愈方法中，总有一种适合你，努力去试、去调整，并给自己一些自信。这次，注意力转移疗法有效，你要肯定成果，再接再厉。"

心理医生解释："焦虑其实是一种选择。你采用注意力转移疗法，在放风筝时，你将全部精力倾注于和女儿的快乐时光中，女儿的笑声和手中的事情会占据你所有的精力，急性焦虑症那看不见的触发因素命中你的概率自然会降低。"

如果你正受急性焦虑症的困扰，不妨试着像王女士那样，转移自己的注意力。虽然不能保证这种疗法会对每一个人有效，但至少没有坏处。

第九章　冥想疗法

——自我训练缓解焦虑

1. 冥想：可锯断焦虑之树

动物没有人聪明，不会举一反三，也不会思考过去、担忧未来，更不懂什么叫生存和死亡，所以它们也就没有焦虑的概念。但人类不同，人类有社会责任感，构筑起了源远流长的社会文明，常常要为未来担忧，要为过去悔恨，还要为当下的所作所为自责。正因为人有思想、有感情，想要的没得到后，会失落，会焦虑；一旦得到，则又会怕失去，怕得到的不够多，从而产生焦虑。这些焦虑与痛苦，是大脑营造出来的，是我们思考的结果。由于我们的大脑极度发达，它为焦虑提供了肥沃的土壤，让焦虑得以成长为参天大树，最终变成了焦虑情绪或焦虑症。

既然焦虑是大脑营造出来的，那我们就优化大脑，进行更多积极信息摄入。冥想就像一把锯子，可以锯断焦虑之树。让我们一起来冥想吧！

2. 优化大脑：缓解焦虑的秘密

冥想的关键词是放松，但冥想不等同于放松，其内涵深奥且丰富。

一个焦虑症患者去专科医院求助，医生建议他作物理治疗。他交了价格不菲的治疗费后，被推进一台机器中。悦耳的声音传来，他产生了似睡非睡的感觉。某种柔软的东西轻轻拍打着他两边的太阳穴，他感觉很舒服。半个小时后，他被推出机器，感觉浑身轻松了许多，特别是头脑放松了。医生问他有效吗？他说有效，很有效。

这种物理治疗起到了一定的放松效果，是外在干预；而冥想式放松，则是一种内在力量。外在放松治标，内在放松治本。在我们的大脑内部，有众多细胞与神经元，它们之间相互联系、传递信息、分泌化学物质，人的各种感觉、想法、情绪也由此被塑造出来。

如果有些事情没有处理好，或者你受到了某种伤害，你就会产生担忧、害怕和焦虑的情绪。而冥想可以改变神经元信息的传递方向和化学物质的分泌强度，从而优化大脑，使人们在放松的同时，获得更多的内在力量和智慧思想，从而变得更加幸福快乐。

3. 放松：冥想的关键词

看见冥想这个词，也许你会想到佛教的经典教义，想到佛陀在菩提树下打坐，想到交一大笔学费参加冥想培训班。对于冥想，本书读者可以这样理解：冥想是一种放松身心、缓解焦虑的方法。

一个猎人，外出打猎时偶遇老虎，他紧张、害怕、落荒而逃。他跑进家里、关上家门，虽然脱离了危险，但他的身心并未放松，他还在喘着粗气，脑海里不断闪回刚才的惊魂一幕，进而出现心跳加速、手脚酸软等反应，但这时候这些生理反应都是正常的。但是几天之后，这个人的反应出现泛化，比如他怕出家门，怕看见大型动物的脚印，无缘无故担心、害怕，或者毫无征兆出现濒死感，这时就要注意考虑是否患上焦虑症。因为长时间担心、害怕，身心不能放松，是焦虑症的重要特征。

在临床上，有部分焦虑症患者自述："我的大脑像是被什么东西箍住一样，一直紧绷着。"这样的焦虑症患者，需要从思想、意识、观念到身体各方面都得到放松。而冥想，是一种简单易学又非常有效的放松方法，在日常生活中也可以使用。

4. 呼吸冥想：让慢性焦虑随风而去

慢性焦虑症的特点是过于担忧、害怕、纠结，凡事都喜欢往坏处想。当你紧张、害怕时，你的呼吸会变得急促，这是因为你产生了焦虑情绪。

有意识地进行呼吸冥想训练，能缓解慢性焦虑，方法如下：在空闲的时候，找一个不易被人打搅的地方，坐下，背挺直。请注意，最好不要躺着，因为这样有可能会睡着。将双手放在膝盖上，或者轻垂于两侧，以身体舒适为原则。开始吸气，慢慢地吸气，试着数"1、2、3、4、5"。每一次吸气后，停顿一下，再开始呼气，将刚才吸入的空气都排出去，同样数"1、2、3、4、5"。5次呼吸后，就停一下，回味一下：一切是否都安静了下来？杂念是否随着呼吸，被一点一点地从身体内排出？

接着，再来5次深呼吸，让忧愁离开、让杂念排出，同时体会空气吸入鼻腔的瞬间，那有一点点微凉的感觉，会让人心神安宁，会让人不禁感叹呼吸真妙、活着真好。

如此呼吸冥想，只需要5—10分钟，你便能清空大脑、集中精神。当结束冥想的时候，你便能感觉自己仿佛从熟睡中醒来，像充满电一样，头脑清晰，充满活力。此时的你，对事物的控制感增强了，便不再那么担忧、害怕、紧张与纠结了。

如果你刚开始进行训练，还达不到最佳效果，那么没关系，慢慢来。慢性焦虑症来得慢，去得也慢，只要你咬定青山不放松，坚持呼吸冥想，不断探索自愈方法，肯定能摆脱焦虑困扰。除此之外，呼吸冥想对其他类型的焦虑症也有一定疗效，因为它是基础性冥想。

5. 静观冥想：远离焦虑那张网

世界是一张焦虑的网，你不知什么时候就掉进了网中央。在没有任何征兆的情况下，急性焦虑症可能会突然出现，那急性焦虑引发的一连串生理反应，会使你难受、痛苦、无能为力。当你受急性焦虑困扰时，建议进行静观冥想训练。这种相对深度的冥想，会降低急性焦虑症的发病概率。

第一步，"静"下来。放松坐下，稳定情绪，闭上眼睛，花几分钟进行呼吸冥想，将注意力集中在呼吸上，感觉意识一缕一缕地全部回到身体。

第二步，注意"听"。听听周围的各种声音，但是不要让听到的声音影响你的思绪。比如，听窗外汽车的声音，但你要想象这种声音很遥远，与自己无关。既然与自己无关，就不会影响自己的思绪。如果周围是静悄悄的，那就听自己心跳的声音。心跳是生命的萌动，是美丽的音符，会给人带来愉悦的感觉。

第三步，开始"观"。你的注意力集中在呼吸上，耳朵在听周围的声音、在听自己的心跳，但是你的意识已经脱离身体，飘到天花板上，静静地观察你自己。你的意识观察到，你目前的状态是愉快的，或者是中性的，至少是不焦虑的，因为你所有的注意力都在呼吸上、在耳朵里，这使你暂时忘掉了焦虑，这是一种很舒服的感觉。

第四步，进行"比"。这种很舒服、不焦躁的感觉，让你感到优哉游哉、轻松自在。试着回想你焦虑时的不良生理反应，有个声音正在告诉你："不焦虑真好！"

第五步，善于"想"。虽然你听到了"不焦虑真好"的声音，但现在的你，还不能做到永远不焦虑。那焦虑的感觉开始回扑，你的意识又看到了你焦虑的样子，你又体会到了不良生理反应。这时你就要开始想：我的身体已经没有意识了，没有意识的身体不知道焦虑。既然身体已经没有意识了，那么没有意识的身体也不需要欢乐；没有意识的身体，只需要中性的感觉，那是一种不偏不倚的状态，没有任何倾向性，也不会导致任何不良反应；没有意识的身体，只是在休息，静静地休息。

第六步，进入"定"。一旦你的身体进入休息状态，就进入了佛教所说的"定"——自由、安宁、平静。自此，你的一呼一吸都在感受自由自在的生命力：汽车噪音，那是来自遥远天际的美妙旋律；中性状态，既不兴奋也不焦虑，那是生命的本色。

第七步，结束"回"。适当增加"定"的时间，逐步深入"定"的层次，由浅至深感受"定"的美好。等到差不多时，你的意识便能慢慢地从天花板上飘下来，回到你的身体，与你的身体重合了。在你的意识回来后，冥想也就结束了。这时请你慢慢睁开眼，轻轻抬抬手，感受一下当前的感觉。请注意，不要带着任何偏好对这种感觉进行评价，尽管这种感觉是愉悦的。因为如果你过于追求这种感觉，可能会给自己带来压力，进而产生新的焦虑。虽然不去评价当前感觉，但你经过静观冥想后，在接下来的一整天里，你会发觉世界的美好。经过长期训练，急性焦虑症会与你渐行渐远。

6. 慢节奏冥想：从此不再"凡事急"

A女士自述："近两年来，我做什么都急，做什么都想很快地完成，比如洗碗越洗越快，巴不得一分钟就洗完；又比如，看见街边慢吞吞走的行人时，我心里会堵得慌。其实，人家慢行关我什么事啊？"A女士很忙吗？不是。她是事业单位的干部，工作相对轻闲；唯一的儿子在外地上大学，生活也悠闲。在心理医生的建议下，A女士进行了心理量表测试，结果显示她患了中度焦虑症。

B男士是公司白领，近期经常疲惫不堪，但面对一大堆工作，他又必须强打起精神、集中精力，去完成一个又一个任务。等到周末的时候，他想去打球，想去约朋友聊天，但他放松不下来，因为在他看来，每一种放松方式都是浪费时间。目前，B男士精神方面没什么问题，行为也正常，他的问题就是压力大，因为他背负着几百万元的房贷，必须努力工作。

A女士的工作、生活没什么压力，但她心理节奏太快，需要调适；B男士的生存压力大，做事情必须快，也必须加班。在这样的情况下，他们就需要采取一定方式，让自己的心理节奏慢下来，让自己的潜意识放松下来，否则，紧绷的"弦"便很容易断。慢节奏冥想就是心灵保健的有效方式之一。

第一步，准备冥想。在十分紧张的外界环境中，为自己留一个独立空间。这个空间不是指房间，而是指心理调适的愿望、忙中减压的观念，以及掌握慢节奏冥想的方法。在这个空间里，一切都在缓慢发生，你的压力会得到释放，疲惫会得到消除，你会有稳定、安全、平静的感觉。建立了认知观念，那就开始吧，先做一个深呼吸，让自己放松下来。闭着眼睛更好，如果你处在不能闭眼的环境中，那也没关系，睁着眼睛也可以冥想。

第二步，开始进入冥想状态。仔细听周围的各种声音，想象这些声音来自遥远的天际，不要对声音进行喜欢或者讨厌的评价。告诉自己一旦开始冥想，就抛开所有的事情，特别是那些烦心的事情，把它们扔进垃圾箱。

第三步，感受呼吸之美。将注意力放在呼吸上，自然的呼吸很美好——吸入凉爽、呼出温热、胸部与腹部也随着呼吸起伏。

第四步，克服走神。在这个阶段，走神很正常，一旦发现自己走神，就要将思维拉回，重新注意呼吸、体会呼吸。如果感觉走神走得比较厉害，可以尝试数数，从1数到100，再从100数到1。

第五步，让一切都慢下来。慢慢吸气，慢慢呼出，让呼吸节奏慢下来。慢慢数数，越数越慢，在保证不走神的前提下，能数多慢就数多慢。当基本控制住自己不走神时，就不再数数，而是改为在心里默念，一定要慢，慢，慢……

第六步，反复练习，逐渐精进。在冥想时间上，开始时每次练习5分钟，随着练习深入，你可以逐渐增加时间，以每次20分钟为宜。同时，增强抗干扰的能力，比如在人来人往的办公室，你能够坐在椅子上，睁着眼睛，远离喧嚣，进入冥想状态，那就再好不过了。如果在吵闹的环境中，在做不完的工作面前，你也能体会到宁静的美感、慢节奏的舒适感和充电的幸福感，那么焦虑症就会离你很遥远。

7. 美好冥想：不再琢磨与领导吵架

症状表现：他，35岁，不知从什么时候开始，只要还没有睡着，他的脑袋里面就总要琢磨一些事情。其实，只要在不影响生活的前提下，能够多琢磨一些事情也没什么。从另一方面讲，多琢磨与工作相关的事情，也许能够使他成为行业翘楚。但这一年多来，他琢磨的事情，就是想与领导吵闹、打官司，甚至想与领导同归于尽。虽然他这样琢磨，甚至为此设计了无数套方案，但在工作中，他向领导请示汇报的时候一切正常。他也知道，自己琢磨的事情不可能变为现实，但他总是控制不住地去琢磨、去想象，弄得自己心情很不好。他想摆脱这种不必要的琢磨，但摆脱不了。

病情分析：从症状上看，他属于强迫性焦虑症，是强迫思维的一种，具体而言是强迫性穷思竭虑，也许还有些抑郁。

疗愈方案：第一，学习心理学，特别是焦虑症相关知识，提高认知能力。第二，树立正确的"三观"（即人生观、世界观、价值观），扩大格局，开阔心胸，从思想根源上理顺领导者与被领导者之间的关系。第三，当强迫思维出现，没办法控制时，进行冥想训练。冥想的方法有很多种，他这种情况，适合运用美好冥想，以对冲负面情绪。

美好冥想的方法如下。

进入呼吸冥想状态，尽量使自己放松下来。虽然放松了许多，但那些使人抑郁的思维、那些与领导吵架之类的胡思乱想，还在侵扰着你。你的注意力，还不能完全集中在呼吸上。怎么办呢？你可以试着抢夺注意力，去想想日常生活中的美好，特别是那些美好的微小的事物，比如，你可以想想儿子可爱的脸庞、苹果清香的味道……

在抢夺注意力的过程中，你感到意识与身体分离，飞到了天花板上。此时，你的呼吸是锚，那美好的和抑郁的想象，在锚的四周飘来飘去。在此过程中，如果美好的思维占不了上风，那你的意识就能出手帮忙，驱赶那些抑郁思维。你可以想象意识伸出两只手，将抑郁思维向外推。如此这般后，你就会发现，在你的呼吸四周，美好思维占了上风，抑郁思维少了，甚至没有了。这时，你的意识飘了回来，与肉身重合。美好的想象围绕着你，你的身心是愉悦的。请保持这种状态，10秒、20秒、30秒，直至冥想结束。

冥想结束后，如果你的头脑仍在想象，而且想象的是美好的事情，那就让头脑尽情想象吧，想象美好的事情，可以优化脑神经结构。但是任何想象都不能过度，就算想象美好的事情，也不能影响工作和生活。

如果冥想结束后的几分钟内，你又变回以前的样子，又开始想象和领导吵架，你又感到焦虑与抑郁，或者冥想不成功，导致抢夺注意力失败，那你就需要求助专业人员，专业的陪伴会帮助你成功抢夺注意力。

8. 自信冥想：缓解考试焦虑

焦虑源于对未来不确定性的担忧与害怕。如果你自信满满，相信自己能掌控一切，你就不会焦虑。前几年有则报道：一位文科学霸以高分考入香港大学。一年后，他退学了，因为在他看来，学中文，北大更正宗。第二年，他重新参加高考，果然考上了北大。许多学生高考时会焦虑，但他不会，因为他自信，觉得自己能够掌控考试的分数。

也许你会说，自信源于实力，不是每个人都能当学霸。对，大多数人都是普通人，实力一般，都会担忧未来，都会产生焦虑。但是我们可以通过一些方法增强自信、减少焦虑，或者减轻一些焦虑症状。那么，就可以试试下面这种增强自信的冥想方法：

第一步，进入呼吸冥想。放松之后，伴随着一呼一吸，将你的思维从负面想象中拉回，将注意力集中在自己身上。

第二步，体验控制感。你的呼吸是有活力的。这种活力是一种强大的感觉。这种强大的感觉，通过你的肌肉，向任意方向自由移动。你的意识也开始受你控制，你可以让它飞到天花板上，也可以让它与肉身重合。

第三步，回想成功的事情。不论你的人生多么失败，总有成功的瞬间。回想你得意的时候，回想你受人追捧的时候，回想别人拿着鲜花与你拥抱的时候……在这些时候，你的感受都很美好。

第四步，回想某个始终支持你的人。人是群居动物，有别人的支持才会充满自信，变得强大。你回想始终支持你的人，回想他的面容，回想他对你的欣赏与鼓励。这是一种美妙的感觉，请流连其中吧！

第五步，想象自己正在面对挑战。如果你是一名高中生，那就想象自己正坐在高考考场上，你紧张、急躁、焦虑。还没发考卷时，你抓紧时间冥想。你的意识飞到天花板上，看着你焦虑的模样，你的意识对自己说，焦虑一会儿是正常的，但现在该停止了。你的意识一直看着你的身体，稳定住你的情绪，安慰着你的心灵。慢慢的，你所有的焦虑都如同天上的白云，悠悠地飘走、飘远……你放松了下来。开始发考卷了，此时的你充满了自信。

第六步，将冥想结果带到日常生活中。经过一段时间的训练，你会觉得，你不再像以前那样焦虑了，因为你的自信心增强了。

9. 同情冥想：改变运气与状态

这段时间，你本来状态就不好，再加上"黄鼠狼专咬病鸭子"，各种倒霉的事情都凑到一起，就会让你有种快崩溃的感觉。如果你想调整状态，可以试一下同情冥想：

第一步，找一个安静的地方，坐着或躺着，放松，闭眼，让自己的呼吸慢下来。

第二步，想象他人的痛苦，并给予同情。同情别人，可以唤醒自己的脑部神经，为自我同情预热。

第三步，将对别人的同情心转移到自己身上。具体地说，就是把对别人的关心、对别人的良好期盼，延伸到自己身上，转化为对自己的关心、对自己的良好期盼，这种意识会温暖你的内心。

第四步，想象你的意识飞出了身体，但它没飞远，就在你的身边，并伸出两只手，轻轻抚摸你的脸颊，或者拍打你的肩膀。此时，你的意识是母亲，而你的身体就是需要呵护的孩子。

第五步，正视自己的痛苦，将那些烦心、难堪的事情，统统拉进一个清单。然后去想象，你伸出一只手，抓住清单，丢向远方。

第六步，你轻轻地对自己说："痛苦已经过去了，让快乐回来吧！"

第七步，冥想结束，睁开眼，但不要动，去回想刚才当你接受关心和期盼，并将美好植入大脑时的那种感觉。如果你能够带着这种感觉去工作和学习，也许你的状态与运气就不会像以前那样糟糕了。

10. 爱意冥想：减轻处处提防的焦虑感

小曹，男，27岁，公司职员。许多年来，他都为自己的心理问题感到苦恼。在他看来，上至公司领导，下至保洁员，都对他充满恶意，随时都会整他。别人的一举一动、一颦一笑，都好像是在针对自己，是在向自己挑衅。但他也不能去揭穿别人的阴谋，只能戴着"面具"生活，表面应付，处处提防，这样下来就一个字——累！他受过高等教育，有文化，知道自己有些不正常，但他克服不了。几经思量，他终于来到了心理咨询师面前。

他讲了自己的原生家庭：在他小时候，父母就离婚了，母亲带着妹妹走了，他跟了父亲。迫于生计，父亲外出打工，他就去了寄宿学校。他的个子小，又是插班生，和其他人之间总有一道无形的墙，他甚至看见同寝室的人就害怕……

心理咨询师告诉他："由于在成长阶段缺乏安全感，你出现了强迫性焦虑倾向。具体来说，是强迫性怀疑，你会怀疑别人整自己，对自己不利，所以你必须时刻保持警惕。想要从根本上解决问题，就要相信爱的力量，爱自己、爱别人、爱整个世界。爱的力量是相互的，当你爱别人的时候，你会感觉到别人也在爱你。当你意识到别人爱你的时候，就不会怀疑别人要整你了。"心理咨询师向小曹介绍了一种自愈方法——爱意冥想：

第一步，准备冥想。尽可能找一个清静的地方，坐着或躺着，闭眼，让自己放松下来。然后开始深呼吸，尽可能多地吸入空气。

第二步，回想某个爱你的人。只要你不是"狼孩""猪孩"，只要你在社会中长大，即使你家庭破碎，即使你从小便是孤儿，你也总能找到爱你的人，总能发现被爱的瞬间。以小曹为例，他感到被爱的瞬间，是他父亲从外地打工回来，父子俩一起吃饭，其乐融融的时候；是他在寄宿学校宿舍，当看见大个子同学，心里很害怕，老师推门进来的时候。你可以努力体会这种爱的感觉，让它随呼吸进入你的心田，再慢慢流淌到你的四肢。

第三步，将爱的源头扩展。你可以想象到，能将这种爱意传递给你的，除了父亲、老师，还有不相识的路人和有着万里之遥的外国人。他们与你没有利害关系，但他们会给你一个甜甜的微笑，给你一个快乐的祝福。你可以想象整个世界都充满着爱，你流连于爱的海洋。

第四步，将爱意个性化、具体化。爱意是什么？它不仅仅是一种感觉，对于你来说，爱意也许是一束光、一缕春风、一股暖流。

第五步，将爱意向外延伸。假如你的爱意是一束光，这束光将以你为中心，射向你的家人，用你的爱感染你的家人；这束光将射向你的同事，祝他们幸福；这束光将射向不相识的路人，祝他们拥有快乐的一天；这束光将射向战乱地区的男孩，希望他能填饱肚子，希望他能背着书包去上学；这束光将射向所有的动植物，希望它们都能健康、自在，充满生命的活力……

第六步，将爱意带进生活。冥想结束后，不要急于睁开眼睛，而是轻轻对自己说："爱别人也是爱自己。"同时，回味爱意流淌的感觉，将它转变为你生命的一种力量。之后，当你回到工作状态、看着领导与同事时，你就会感觉他们的言谈举止，仿佛也带着某种爱意。

11. 专注冥想：克服走神，提高效率

在心理咨询室里，一名来访者自述："我读中学时，经常在学

习时走神，效率很低，导致高考成绩不理想，只上了个二本。参加工作后，我很难集中精力去完成一件事情，通常是这件没做完，就丢在一边，去做下一件事，其结果是哪件事都没做好。在老师眼中，我是一名差生；在领导眼中，我是一名低能者。我很烦恼。眼看一同参加工作的同事，有好几个都被提拔为中层干部，而我似乎提拔无望。我想取得好成绩，想做好工作。我想改变，也努力过，但无法改变。眼看年龄越来越大，自己却仍然一事无成，我感到十分焦虑……"

心理咨询师对他进行一番疏导后，建议他采用冥想的方法，去训练自己的专注力。

第一步，准备冥想。同其他冥想一样，找个清静的地方，坐下，放松，闭上眼睛，不要去想别的事情，告诉自己将要进入冥想状态了。

第二步，专注呼吸。深深吸一口气，感受清新的空气进入你的鼻孔、通过胸腔、抵达腹部的感觉，然后，慢慢地将气呼出，感受一呼一吸之间那种新陈代谢的美好。

第三步，减少杂念。当你将注意力全部用于感受呼吸、体验呼吸时，各种杂念自然就会减少。请注意，是减少，不是去除。当一些杂念飞来的时候，请你不要管它，继续专注呼吸就好。

第四步，回想一个特别专注的人。当你的杂念有所减少，但没有被去除时，你便可以回想一个很专注的人。你需要用有意识的回想，来代替那些无意识的、不需要的杂念。你回想的这个人，可以是你中学时的学霸、单位的领导，也可以是历史上的知名人物。你想象这个人就在你对面专注做着某一件事（比如看书），而你正在观察他。观察一会儿后，你想象自己的身子飞过去，与他重合，取代他做他正在做着的事。你想象的那个专注看书的人，是他，也是你。你想象自己借用他的力量，去体验专注的畅快与美妙。

第五步，延长专注时间。专注虽然美妙，可是一旦杂念向你袭来，你就会开始走神。此时，你可以想象自己的意识飞出了身体，它正在天花板上看着你。当杂念向你袭来时，你的意识会伸出一只手，把它拦住，丢远。这时，你的身体便不会再受杂念干扰，而能一直专注做某一件事情（比如看书）。

第六步，感受专注的喜悦。自己的身体只专注于一件事情，而且专注的时间较长，这是一种从未有过的体验。你对自己说："专注给我带来了喜悦、幸福、满足和安宁。"

第七步，结束冥想。经过以上训练，你的心里平静多了，焦虑感觉基本消失。你慢慢地睁开眼，先别急于起身，再回味一会儿刚才的美妙。你可以轻轻地对自己说，既然专注如此美妙，那我也可以把它带进我的生活。

第十章　正念疗法

——在生活中与焦虑和解

1. 正念是缓解焦虑的有效方法

正念是一种佛教修行方式，它强调有意识、不带评判地察觉当下。西方心理学家将正念的概念提炼出来，结合现代心理学知识，发展出正念心理疗法，用于缓解焦虑、抑郁等情绪。

焦虑症患者，大多对未来的不确定性感到担忧与害怕；有少部分人仍然会纠结于以前的创伤或刺激，比如创伤性应激障碍患者。如果不思考未来，也不回忆过去，那么他们的焦虑症状是否会有所减轻呢？会。对于焦虑症患者来说，关注当下是最好的选择。因为过去发生的事情，已经成为事实，我们改变不了；未来要发生的事情，我们也无法预测。而在临床中，焦虑症患者要么反复思考未来，要么不断纠结过去，反而忽略了当下，正念疗法就可以解决这个问题。

正念疗法，能将患者的思维拉回到当下，能够让他们察觉当下正在做的事情。比如，既然察觉自己此刻正在吃饭，那就认真吃，不要想过去与将来。也许你会说："我只要没睡着，我的脑袋就必须想事。"那你也可以想当下有意义、有价值的事情。当你吃饭时，就去想食物的味道、进食的感觉，多去感受吃饭带给你的快乐。长此以往，你会越来越习惯用积极思维代替焦虑思维，心绪也会变得越发宁静、平和。

2. 正念的关键词是"当下"

通过上文可以看出，正念的关键词是"当下"。活在当下，说起来容易，做起来难，因为人的思维总是飘忽不定的。以下三种方法，也许能帮助你将思维转回到当下：

其一，关注呼吸。如果你老是想着未来，而且想的事情非常复杂，大脑就会处于兴奋与悲伤的循环之中，这不是一种愉快的体验。现在，就请你尝试一下，将注意力放在呼吸上，将思维拉回。你慢慢吸气，吸到顶点之后稍微停顿几秒，再慢慢呼出，重复一次又一次。如果你发现思维仍在乱飞，就开始数数，吸气时数1，呼气时数2，就这样一直数到100。

其二，捆绑物体。你可以将思维同眼睛能看到的物体捆绑在一起，比如办公桌上的水杯、手里的圆珠笔、窗台上的植物，以及窗外唱歌的小鸟。你看着这些物体，想到它们的实用性，欣赏它们的可爱之处。这些物体是你目之所见的，所以你的思维也就停留在了当下。

其三，寻悟禅定。什么是禅定？《西藏生死书》认为，从过去的思想停止开始算起，一直到未来的思想还未生起，在这之中存在一个间隙，将此间隙延长，就是禅定。简单地说，昨天的事情和明天的事情之间，你能否留有一分钟的思维空白？如果你能让这一分钟的大脑得到休息的话，那么你的焦虑情绪就能得到缓解。通过训练延长大脑思维空白的时间，会对心理健康大有裨益，因为只有在这个时候，你才是回到当下的。如果你焦虑不堪，那么不妨去寻找并感悟佛教中的这种修行方法——禅定。

3. 起床正念：早醒，没必要胡思乱想

闹钟没响，你却醒了。你想要再睡一会儿，但你的头脑清醒，已经睡不着了。一堆思绪向你飘来——昨天工作没完成，领导会不会批评？如果领导批评，我该如何应对……你想了好几种应对方案。还没起床，你的头脑就已经过度兴奋，这会影响你一天的状态。

如果你经过正念训练，就会提醒自己要活在当下。对于此刻的你来说，当下是什么？当下是起床时养精蓄锐、积蓄能量、迎接新的一天，而不是赖在床上、反复纠结过去和思考将来。如果当下睡不着，也请你立即钻出被窝、穿衣洗漱。就算你有必须要立即思考的问题，也不要在床上思考，要试着将休息空间与工作空间分开。

如果你醒来之后，发现身体出现了略微的不适感，比如腹部痉挛或者头痛，就可以在床上躺几分钟，并把注意力集中在疼痛的部位，然后有意识地放松、紧张、放松、紧张……多做几次之后，再起床。离开床后，你需要对自己说："今天是全新的一天。"然后，要么换上运动服外出跑上几圈，要么打开笔记本开始工作，要么做早餐照顾即将起床的孩子……总之要开始做事，别发呆，也别想昨晚的梦境。即使是美梦，那也是虚幻的，它属于昨晚，不属于当

下。对于一大堆烦心事，别老是挂在心上。与其赖在床上想，不如立即起床去做，这就是活在当下。

4. 出行正念：开启全新的一天

你在公交车站台，顶着寒风向远方张望；你在地铁中转站，想到上班有可能迟到，脚步匆忙；你连走带跑地来到地铁站台，看着黑压压的人群，怀疑自己这一趟能否挤上去……人们在乘坐公共交通工具的时候，总会有些焦虑，不过别急，我们可以通过一些简易的正念训练来缓解焦虑。

一是观察。观察周围人的皮肤与衣着。看对面那个小伙子，一大早就抱着一个文件夹，坐在那里打瞌睡，你由此判断昨晚他肯定熬夜了。看车厢里的大多数人，他们都在低着看手机，自顾自地刷屏。看看车窗外，远处草地郁郁葱葱，令人心旷神怡；为生活而忙碌的小摊贩，从车边一晃而过……随心所欲地观察一切，并与当下相连，切实感受生命之美。

二是感知。感知自己的臀部坐在座位上，感知自己的双脚与车厢地板接触，感知车摇晃的律动，感知阳光映入眼帘……感知到自己在这个星球上是真实存在的。

三是放松。你也许会说，坐公共汽车太挤了，怎么能放松？其实，放松是一种心情，正念训练不分地点和场合。当你站在拥挤的公共汽车上、手抓吊环时，你可以用欣赏的眼光看着窗外的景色，保持不急不躁的心理状态。然后，将意念集中到脑部，心里默念5次"头脑放松"；将意念集中在颈部，再默念5次"颈部放松"；将意念集中在肩部，再默念5次"肩部放松"……以此类推，一直到脚底也都已经完全放松下来。时间充裕的话，可再从头开始放松之旅。

5. 堵车正念：化解"路怒症"

社会高速发展，车辆走进千家万户，道路也变得更加拥挤，导致"路怒症"患者增多。面对驾驶焦虑，与其抱怨，不如正念。驾驶焦虑非常常见，而正念训练则是生活中的修行。

一是松紧训练。抓着方向盘，放松，握紧，再放松，再握紧……此刻，你正握着方向盘，你的注意力在手上，你在感受交互用力，你的思维没有乱飞。

二是慢呼吸训练。调整姿势，头部靠在座椅上，身体完全放松，慢慢吸气，然后慢慢呼出，你会感到头脑放空。

三是情绪宣泄训练。堵车时间久了，你一想到开会要迟到，便变得急躁，想骂人，想一直按喇叭……这时，你要提醒自己，你改变不了堵车的现实，爆粗口没用，不如给情绪找一个出口，比如唱歌。一旦不良情绪能够随歌声宣泄出来，你的心里就会好受很多。

四是自我提醒训练。你对自己说，今后如有重要的事情，一定要早点出门，这样就留出了准备时间，自然就不会焦虑了。在堵车的过程中，你要提醒自己，不要频繁看手机，因为这会徒增焦虑。同时，在保证安全的前提下，你可以给领导发短信说明情况，以减轻自己的焦虑感。

6. 吃饭正念：享受进食乐趣

吃饭会焦虑吗？会。想象一下，当你吃饭时，你想到了工作中的烦心事，想到下午有可能被领导批评；当你边吃饭边看电视时，一滴油落到你的衣服上；当你吃饭时，老婆在一旁啰唆，问你的工资什么时候上交……这些琐碎的事情都会引发你的进食焦虑。为了缓解焦虑，可以试试以下三种正念方法：

一是心无旁骛。小和尚问方丈："何为佛？"方丈回答道："睡觉就睡觉，吃饭就吃饭，即为佛。"方丈随口一说，他的回答应该不算关于"佛"的标准答案，但他却讲出了"关注当下"这一道理。做好正在做的事情，就能达到佛的境界。睡觉的时候，不忧伤、不兴奋、不乱想，让自己的心静下来。吃饭的时候，不看电视、不听广播、不讲话，更不争吵，安安静静地吃饭就好。

二是体会聆听。体会看见食物后，自己分泌唾液的感觉；体会食物送进嘴里后，舌头与其接触的感觉；体会慢慢下咽，食道通畅的感觉。聆听嚼碎食物那美妙的声音。注意体会与聆听，细嚼慢咽，一顿饭的时间以半小时为宜，就算吃早餐，时间上也尽量不少于15分钟。

三是打造吃饭环境。在家里时，一定要专门安排一处地方进食，桌面要漂亮，即使不漂亮，也至少要整洁。中午吃完饭后，将桌子收拾干净，将碗碟摆放整齐，不然晚上下班回来后，看见脏乱的场景你会增强焦虑感。在公司时，如非时间紧急，不要在办公桌前凑合吃，而是要出去，到有新鲜空气和阳光的地方享受吃饭的乐趣。

7. 工作正念：缓解压力利身心

矛盾无处不在，工作也是在矛盾中运动、变化和发展的。有矛盾，就有压力；有压力，就有焦虑。工作中出现焦虑情绪是很正常的现象。那么，接下来的四种正念方法，也许能帮助你缓解焦虑。

一是优化办公环境。物品要摆放得有序，杂乱的环境容易让人心烦。可以将多余的文件放进抽屉，桌面上少摆物品。可以在抽屉里放一些小东西，最好是一些能联想到家人或爱人的小物件，它们能使你心情平静、找回自我。如果有条件的话，可以在办公室内放盆绿色植物。要注意办公室卫生，可以尝试每周大扫除、每日小清理，干净的办公环境能使你心情愉悦。

二是分清轻重缓急。将要做的工作列一个清单，今天必须做完的放在前面，做到心中有数，这样可以减轻焦虑感。如果需要完成的工作事项多，那就每做完一项，就在清单上勾去一项，逐渐减轻压力。

三是关注身体。多喝水，尽量饮茶或白开水，不要喝过多的碳酸饮料。看电脑时多眨眼，分泌眼泪，避免干眼症。每隔半个小时，就起身来回走动几步，伸伸胳膊、抬抬肩。如果办公室太小，就多去几次卫生间，伸展伸展四肢。

四是懂得自我调整。如果你感到焦虑，那就放下手中的工作，进行10分钟呼吸冥想。如果你已经非常努力，然而工作就算是加班也做不完，那就顺其自然。工作要认真，但又不能太过认真。请记住，你是人，不是机器，不可能做到尽善尽美。请记住，工作的目的是生活，不能因为工作而损害健康、影响心情。

8. 归家正念：别把焦虑感带回家

单位上，烦心事一大堆，于是你带着情绪回到了家。刚进家门，你就看见小孩在玩玩具。"怎么不做作业！"你大吼一声。小孩被你吓哭了。你本来心里就烦，看见小孩哭哭闹闹，就更烦了，但小孩仅仅是没做作业，又没犯大错，总不至于打他。但情绪需要出口。这时，你家养的宠物猫走了过来，你冷不防给了它一脚。这时，老婆回到家，见状，问你怎么了，你说："在单位烦，回家也烦……"刚说到这里，你就有点后悔了，因为你心里很清楚，是你将烦恼带回了家。以下三种正念方法可以帮你建立起防火墙，将单位的烦恼挡在家庭之外。

一是小结法。要下班了，你可以花上一两分钟时间，把全天的工作在脑海里过一遍，回想一下自己完成了多少，还有多少是明天必须做的，还有多少是可以暂时不做的。走出单位大门，你就可以对自己说："下班了，开启私人模式。"

二是转化法。回到家，不要急着去做饭，而是用5—10分钟的时间转换一下心情，可以换上家居服，逗逗宠物，到阳台上看看花草，给花草浇点水。就算家务事成堆，你也要对自己说："别急，慢慢来。"如果你要出去参加另一项活动，那么你就要在动身之前，腾出10—15分钟的时间进行心情转换，甩开工作压力，缓解疲惫。

三是自我暗示法。你要对自己说："我要将工作与生活分开，不要将工作的烦恼带回家，特别是不要乱发脾气。"回到家后，对家人说话要温和，不要随意训斥他们。家是温暖的港湾，你要珍惜当下，享受港湾的美好与宁静。

9. 睡前正念：缓解潜意识焦虑

人们在睡觉的时候，做梦很正常，但如果老是梦见自己被领导批评，或梦见惨遭不幸，就有些不正常了。梦是潜意识的反映，老是做噩梦，或者做关于自己的不幸的梦，这说明你的潜意识里有焦虑情绪。尝试进行一些睡前正念训练，可缓解潜意识焦虑，提高睡眠质量。

一是模式转换的正念。如果必须在家里工作，那么加完班后，要给自己留一点转换心情的时间，在屋里随意走动一会儿，或者进行一次冥想，使头脑放松下来，将工作模式转换为睡前模式。如有必要，那就为第二天的工作制订一份待办事项清单，然后清空大脑，增强掌控感，减轻焦虑感。

二是睡前准备的正念。如果做了太多家务，有些疲劳，就洗个澡，穿上睡衣，喝一杯牛奶，听听轻音乐，将头靠在枕头上，让瞌睡来找你。如果一时没有睡意，就不要强行闭眼。可以看看书，但不要刷手机或看其他电子产品。在书的选择上，不要看暴力、刺激，或令你感到兴奋的内容，可以看轻松幽默的内容。此时，我们看书不是为了增长知识，而是确保思维停留在当下，不胡思乱想。

10. 极简正念：缓解储物焦虑

黄女士，37岁，城市白领，表面上她精明能干、积极阳光、事业有成。但她从不带朋友到家里，因为她的家里很乱，而且不是一般的乱，是惨不忍睹的"脏乱差"：大量有用或无用的纸张、图书随处摆着；两年不会穿一次，或者永远不会穿的衣服堆成一团；小时候的用品、玩具，中学时的课本、练习册塞在墙角；不知什么时候买入，没有开封却布满灰尘的快递全放在门口的过道上……她这么大把年纪了，还是单身，虽然美其名曰"时尚"，但只有她自己知道，她之所以不谈恋爱，是因为忘不了初恋。尽管那是十几年前的事了，但每每想起，她还是会感觉到无比幸福、激动。

为什么舍不得丢东西？为什么摆脱不掉初恋的桎梏？不外乎三种原因：

一是执着于过往。黄女士会把以前用过的东西，比如相册、信件、玩具、衣物、奖状、图书等珍藏起来，因为这些东西承载着她的回忆。她不愿意面对现实，总是怀想以前的快乐时光。对物品如此，对感情也是如此。黄女士已经37岁了，却仍然不愿意开启新的恋情，因为她不懂"断舍离"。

二是过于忧虑未来。每个人都要考虑未来的生活，这很正常。有些人舍不得扔东西，是因为对未来的生活缺乏掌控感，总觉得东西不能扔，今后还会用得上。这类人通常以节约为名，在家里堆满杂物。本书前面的知识告诉我们，过于忧虑未来，容易引发焦虑。

三是拖延以逃避现实。黄女士看见家里凌乱，想着周末收拾，但到了周末，因为工作忙、要加班，就想着下周再去收拾。到了下周末，有朋友约郊游，收拾房间的计划便又泡汤了。在感情方面，黄女士不是不想重新开始，而是想再过两年再说。但真正到了两年后，她又给自己两年的宽限时间，如此不断循环。以黄女士为代表的这类人，有个共同点，那就是他们没有活在当下。

前面讲到，正念的关键词是当下，黄女士要用正念的方法使自己回到当下。其一，行动正念。与自己约定，每天抽出10分钟来收拾房间，周末进行大扫除，同时告诫自己，时间是挤出来的，别找借口拖延。其二，思维正念。看一些极简生活方面的图书，接受相关理念，改变思维，以简为美。其三，仪式正念。黄女士可以去与初恋相识的地方进行仪式性告别，并对自己说："这段恋情属于过去，放下吧，离开吧，将它放在'箱子'最底层吧。"然后，关上箱子，开启新的生活。

第十一章　通用简易疗法

——简单适用，缓解焦虑

1. 唱歌吧，音乐能缓解焦虑

艺术有一种神奇的魔力。优美的旋律、富有深意的歌词，能让人心情愉悦。有心理专家指出，从事音乐相关活动，能使人增强免疫力、降低紧张程度、减少心理压力，从而有效缓解焦虑。

在唱歌或者创作音乐时，人会付出情感，在此过程中，不良情绪就能得到转移和释放，进而使自己心平气和。唱节奏紧凑、情绪高昂的歌曲，能使人产生愉快的感觉；唱节奏舒缓、情绪平和的歌曲，有助于调整急躁心态、克服焦虑情绪。焦虑症患者在选择歌曲时，最好远离那些会让人悲伤、难受，以及含有暴力元素的歌曲。

对于强迫思维患者来说，唱歌还有一个好处，就是让自己回到当下，享受当下。焦虑症患者大多睡眠不好，而音乐则起到很好的催眠效果。在睡觉之前，选择合适的助眠乐曲，调整到适当音量，你放松躺下，慢慢进入浅睡状态。请注意，音乐要定时播放，以半个小时为宜，不要一直播放。

毫无疑问，音乐是个好东西。当你感到焦虑的时候，就去选择一首适合自己的乐曲，让负面想法和不良情绪都随歌声而去吧。

2. 加强锻炼，焦虑随汗水排出体外

锻炼有助于保持身体健康。锻炼的好处很多，比如增强消化功能、改善心血管功能、抑制糖尿病、缓解慢性疼痛、控制体重、促进睡眠等。在这里，我只讲锻炼对于缓解焦虑的作用。

锻炼为什么能缓解焦虑？因为焦虑是伴随着肾上腺素的积累而产生的，而有氧运动可以消除肾上腺素，同时释放"让人感觉良好的大脑化学物质"，从生理上缓解焦虑。此外，锻炼会让人出汗、加快呼吸，有助于排解不良情绪。如果你感到特别焦虑，那么就去锻炼吧，直到汗流浃背，再去洗个澡，你的焦虑感肯定会降低。

对大多数人来讲，锻炼有助于社交。如果你感到焦虑，那就去健身房、去球馆、去参加跑步社团等组织，在与他人联结、互动的过程中，产生幸福感，降低焦虑感。

锻炼能使你回到当下，享受当下。它是慢工出细活，你不要妄想一次运动就能解决所有问题，而是要将运动融入日常生活。比如你可以选择每天骑车上班，或者参加单位的篮球队。

对于焦虑症患者来讲，只要将锻炼纳入自愈清单，制订合理的计划，交叉进行跑步、骑车、打球、散步等项目，定时定量，就能加强掌控感。请记住，锻炼贵在坚持。只要你坚持，终会有效。

3. 写作，疏导情绪的重要方法

心理学家詹姆斯·潘尼贝克说："记录情绪能够提高个体身体

和心理健康水平。"情绪无法掩盖，你越压制，它越会冒出来。与其压制，不如疏导，而写作则是疏导情绪的重要方法之一。

焦虑症患者长期坚持写作，能起到分析自我、提高认知、增强自信、安定内心的作用。

当你积累了诸多负面能量却无法发泄时，那就将它记录下来，让情绪有出口，让负能量随着你的笔端流出去。当你感到焦虑，又找不到人倾诉的时候，那就写作吧，写出你的感受。每一次写作的过程，都是一次宣泄，它会让你紧绷的神经变得松弛，烦闷的心情得到缓解。坚持写日记，记录你的痛苦、悲伤与焦虑，同时也记录令你高兴的正面情绪，经过一段时间，你便会发觉自己的身心状况大有好转。

也许你会说："我并不善于写作。"那也没关系，写作疗愈可以用其他方式代替，比如画画、听音乐等，如果实在不行，那就找人倾诉吧。

4. 拥有信仰，精神不再空虚

信仰能使人延年益寿，这是医学界的共识。那么，原因何在？答案就是信仰可以抗焦虑。

第一，信仰能为人提供精神力量。信仰是关于世界、人生、未来的终极信念，是一个人的元气和神圣的精神力量。一个人没有信仰，就会感到孤独、冷清、无依无靠。当心灵得不到慰藉时，焦虑感便会找上门来。相反，一个人有信仰，即使今天乌云密布，但想到明天太阳仍然会升起，心中的焦虑感也会减轻。在长征途中，面对艰难困苦，红军队伍压不垮、打不散，几乎没有人对革命前途感到焦虑。究其原因，正如张闻天同志1938年4月在陕北公学作演讲时所言，"红军有坚定不移、百折不挠的革命理想信念"。

第二，信仰能使人产生社会归属感。几百万年前，东非气候发生变化，树上的猿被迫下地，开始向人类进化。那时的猿（或早期人类）很弱小，一旦离群独居，就根本没有能力生存。个体只有融入群体，才有活下去的机会。经过一代又一代的基因传承，我们人类只有依附社会组织，内心才会感到安宁。古代社会的会道门组织，虽有愚昧迷信的一面，但它作为一种社会组织，在那个时代，客观上起到了某种安慰人心灵的作用。

第三，信仰能提高人的掌控感。前面讲到，焦虑是对未来的担心和害怕，即对未来失去掌控感。你不知道明天会发生什么，你害怕失业、出车祸、家人去世……如果你有信仰，生活就会有方向，前进就会有目标，精神就不会空虚。如果你有信仰，你就会认为挫折与失误都是暂时的，是能够克服的。所以，我们要做的，是寻找正确的信仰，并在信仰的支持下，认真做好手中的工作，认真过好当下的每一天。如此这般，你还会焦虑吗？

5.责任感强，患焦虑症的概率相对低

也许你会说："我什么都不信，我没有信仰，我是不是就只能等着焦虑找上门来？"不是的，不是所有的人都必须拥有信仰。即使你没有信仰，但你作为家庭成员，比如作为丈夫和父亲，也会怀有对家庭成员的责任感。而责任感的作用等同于信仰的作用，它能

够安慰你的心灵，降低你的焦虑感。

张三是个煤矿工人，就在去年，他所工作的煤矿因瓦斯事故死了6个工人。自从这次事故后，每次下井他都会感到焦虑，他不愿面对。但他总能想到自己两个要读书的孩子，如果他不下井去挣这份工资，孩子就没有学费，正是这份对家庭的责任感让他克服了焦虑。

李四是农民工，没什么文化。他没结婚之前，总是三天打鱼，两天晒网，常因没有稳定的收入感到焦虑。后来他遇见一个女人，两人同居，还生了一个儿子。为了养活母子俩，他每天要打三份工，清晨四五点钟就起床，一直工作到晚上八九点，这份责任感使他的焦虑症状得到了缓解。由此可见，责任感强，特别是家庭责任感强的人，患焦虑症的概率相对较低。

6. 忙碌从容，没时间焦虑

责任感能降低焦虑感，那事业心呢？如果我有强烈的事业心，一天到晚忙忙碌碌，也能降低焦虑感吧？有事业心，有事情可做，当然是好事。一个人如果空闲时间太多，难免会胡思乱想，时间长了，就容易出问题。因此，就算你没有事业心，也应该有一些合理的爱好，来打发自己的空闲时间。

也许你有过这样的经历，平常忙碌的时候，总是希望能有一段闲暇时光。可是一旦闲暇时光来临，你就又有新的烦恼。刚开始你很享受，但时间一长，你就会感到焦虑，因为空闲时间太多，导致你无所事事。

有人总结了一条心理健康八字箴言，即"欢声笑语、忙碌从容"。一个人没有事业心，也就没有长期目标，再加上没有合理的爱好，就不知道闲暇时光该如何打发。如果这个人还不愁吃饭穿衣，生活压力不大，那就更易患上焦虑症。

克服此类焦虑的方法，就是让自己忙碌起来，这种方法被称为"工作疗法"。但万事皆有度，事业心亦然。从心理健康的角度讲，一个人的事业心要适度，如果太强，就成了欲望。须知，过强的欲望，也是焦虑之源。

7. 乐观自信，抗焦虑的精神巧克力

美国心理学家克里斯多夫·柯特曼指出，嘴上常挂着"一切都好""事情终会圆满解决"的乐观者，会更加长寿，更能拥有持久快乐，更能从疾病中康复，其所受到的焦虑困扰会更少。

乐观者常常充满自信。焦虑是对未来感到担忧与害怕。当你充满自信时，你就会相信一切都能得到圆满解决，相信自己有能力应对复杂局面，你就不会执着于潜在的危险，你患焦虑症的概率就会大大降低。

如果你去医院检查，被确诊患上焦虑症，千万别过于悲观，感觉天要塌下来了。你可以这样想，焦虑症没什么了不起，它就是精神感冒，是可以治愈的。这种乐观与自信，也许可以代替药物，使你早日摆脱焦虑状态。

8. 感恩信任，内心坦然不焦虑

刘瑞今年40岁，她没结婚，也没谈过恋爱，不是她不想，而是条件所限。她天生兔唇，面部有些畸形。她因为长相问题，从小便被亲生父母丢弃。她的养母是保洁员，经济条件很一般。从有记忆开始，她就经常受到同学的嘲笑，她的成长过程充满着艰辛与无奈。高中毕业后，因养母经济条件差，刘瑞被迫参加工作，成了一名环卫工人。她不怕脏、不怕累，干一行、爱一行，不仅工作受到了肯定，还被表彰为劳动模范。

有记者听说了刘瑞的事迹，专程来采访她。她对记者说："我虽然被亲生父母抛弃，但我的养母是世界上最伟大的人，她给了我一个家，让我温暖地活着。虽然我的外表很不好看，这辈子很难成家，但是我拥有健康的身体，拥有工作，能养活自己，还能孝敬母亲（养母）。"在接受采访时，刘瑞脸上一直挂着笑容，话语里不断传递着乐观的情绪。她虽然没有说"感恩"这个词，但记者能感觉到她有一颗感恩的心。说完自己后，记者请她谈谈养母。在记者看来，能培养出这样的孩子，其养母也很了不起。

刘瑞说："母亲（养母）从小教导我要信任别人。在工作中，我信任领导、信任同事；回老家时，大巴车行驶在崎岖山道上，我看见悬崖心里很怕，但母亲（养母）告诉我，一定要信任驾驶员。因为我信任母亲（养母），信任别人，所以我会觉得世界很美好，人间也充满了爱，我每天都活得很有劲头。"从心理学的角度看，懂得感恩、信任别人，会使你充满幸福感，会使你更加关注当下，也会使你的内心更加坦然。如此这般，焦虑、抑郁之类的不良情绪自然不会困扰你。

9. 接受现实，减少内心冲突

上一篇故事中的刘瑞，面对无法改变的容貌、无法掌控的命运，没有怨天尤人，而是选择接受现实、快乐生活。如果刘瑞不接受现实，其内心就会冲突不断。内心冲突的结果是心脏负荷过重，神经系统兴奋，个体变得焦虑、抑郁。正如前文所言，刘瑞的养母很了不起，她抚慰了刘瑞的心灵，引导刘瑞的内心远离冲突。

内心冲突是心理健康的天敌。父母吵架闹离婚，询问儿子愿意跟父亲还是跟母亲，儿子只知道哭，因为他不知道该如何选择。也许在这一刻，儿子内心就埋下了冲突的种子，他长大后，患精神疾病的概率会大于其他正常家庭的孩子。所以，负责任的父母，一般不会当着子女的面吵架、闹离婚。就算走到家庭破裂这一步，双方必须离婚，有心理知识的父母也会尽量呵护孩子的心灵，引导其接受现实。

10. 中医治疗，可宁神静心

如果你害怕抗焦虑的西药的副作用，就试试中医治疗吧。传统中医认为，焦虑症是阴虚火旺、劳心伤神所致，要滋阴清火、对症下药、逐步调理。

此外，中医按摩对焦虑症也有一定疗效。人在焦虑的时候，会产生肾上腺素，从而导致肌肉紧张；肌肉紧张的结果是产生更多肾上腺素，使肌肉更加紧张，由此造成恶性循环。中医按摩能使肌肉松弛下来，减少肾上腺素分泌量，可以让人安定心神、缓和情绪。如果没有时间去接受专业的中医理疗，你就坐在椅子上，放松，用双手拍打或轻揉太阳穴，这也能在一定程度上帮你缓解焦虑。有些医院的心理科开设了物理治疗项目，其中有一部分项目的工作原理与中医按摩接近，只是将手换为物理器械而已。

11. 给自己洗脑，缓解潜意识焦虑

一旦自己陷入焦虑情绪之中，你就找一个清静之地，与自己大声交谈，指出自己思维、认识、观念中的错误，并提出缓解焦虑的方案。与自己交谈，是为了说服自己，因此，你内心要坚定、话语要自信，而且交谈要深入潜意识，并让神经系统接受。

另外，再介绍一种自我提醒方法，那就是经常对自己说"慢"，或者对自己说"放松"，每天至少说100次。焦虑的症状多种多样，如果你感觉自己做什么都急，你就经常对自己说"慢"，时间一长，你的潜意识就接受了"慢"，也许能让你处理事情的节奏慢下来，你就不会那么焦躁了；如果你感到紧张，比如肌肉紧张、神经紧张、心情紧张等，就要经常提醒自己"放松"，生理症状得到缓解后，焦虑情绪自然会减弱。

12. 亲近自然，大地给你踏实的感觉

在城市，地铁上人挤人，让你透不过气来。尤其是上班高峰

期，地铁中转站那匆匆的脚步，让你感觉生活节奏太快了。出了地铁站，你又要去等公交，公路上蜗行的车流，以及公交站台上人们焦急的眼神，都让你心情压抑。

国外有学者研究表明，城市的绿地面积与患焦虑症的居民比例呈反比关系，即绿地面积越大，患焦虑症的居民比例越小。还有研究表明，即使是同一座城市，住在公园周边1公里范围内的人，患焦虑症的概率相对较低。这些研究说明，越是接近自然环境，越有利于身心健康。大草原上的牧民，坐在牛车上，弹着马头琴，时间慢慢流淌，空间宽敞明亮，天空明净清澈，大自然纯洁无瑕，牧民的身心放松愉悦，哪还有什么焦虑症？

"宠辱不惊，看庭前花开花落；去留无意，望天外云卷云舒。"生活在城市中的现代人，很难有这种闲适的心境，但我们可以在节假日多去户外走走，从繁忙的工作中暂时脱离，从复杂的人际关系中暂时抽身，从压抑的环境中暂时逃开，有张有弛，放松身心，投入大自然的怀抱，闻闻泥土的气息，看看山川的秀美，踏访历史的足迹，洗涤自己的心灵。

当你走出城市时，请你忘掉昨天的烦恼，也别为明天担忧，你要让你的心走出樊笼，彻底融入大自然、享受大自然。

下篇：

第二轮心智突围——疗愈

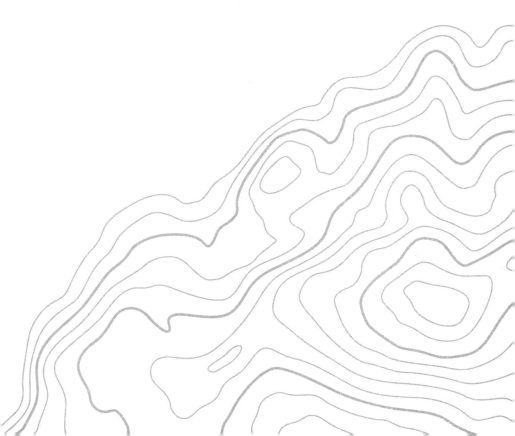

本篇导读

通过前两步的学习与实践，通常情况下，患者的焦虑症状能得到一定的缓解，但笔者建议患者此时"宜将剩勇追穷寇"，继续阅读本书下篇，彻底打败焦虑症。

要彻底打败焦虑症，请迈出第三步（第12—15章），探究焦虑源头，认识误区，了解易感人群，必要时还要悟得透生死。这样才能看透焦虑本质。

本书倡导知行合一，第三步是断根的"知"，第四步则是断根的"行"。具体地说，就是要改变思维模式、改变认知、改善睡眠、修正"三观"（第16—20章）。此外，可以进一步拓展知识，了解人类进化与焦虑之间的关系。只有思维站在高处，看清全貌，才能悟出适合自己的疗愈之道。

本书提倡自愈，但如果有的患者焦虑程度较重，看完本书仍不能自愈，那就建议寻求专业人员的帮助。本书附录一"寻医问药那些事"对此有相关的简单介绍。

第三步　看透焦虑本质

第十二章　焦虑源头

——为什么会产生焦虑

1. 对死亡的恐惧

单位有个老大姐，为人热心，唱歌、跳舞、练气功、打排球，样样都行，人缘极好。她55岁到龄退休后，仍然积极参加单位的各项活动，是单位里出了名的活跃分子、乐观派。

57岁那年，老大姐感到身体不舒服，到医院检查出是癌症之后，她瞬间崩溃。通常情况下，就算检查出癌症晚期，通过化疗或者保守治疗，患者也至少能活半年以上。但老大姐身体一向很好，对此毫无思想准备，检查出癌症后，就没能离开医院，在病床上躺了半个月后，便匆匆驾鹤西去，令人唏嘘。她儿子说，老大姐在知道自己患癌症后，便吃不下饭、睡不着觉、情绪低落，几天后连话都不能讲了，生命完全靠打点滴支撑。在笔者看来，击倒老大姐的不是癌症，而是对死亡的恐惧引发的极度焦虑。

前面讲到，焦虑是对未来与未知的担忧与害怕。虽然死亡是确定的，但什么时候死亡是不确定的。死后是什么状态，又会到哪里去，更是未知的。有的动物遇见危险时，也会感到恐惧，但是有的动物的大脑一点都不发达，它们没有死亡的概念，更不会去想死亡对自己意味着什么，所以它们不会感到焦虑。

每个人都会对死亡感到恐惧。老大姐身体好，以前她采取回避态度，尽量不去思考死亡问题。当她检查出癌症时，对死亡的恐惧瞬间向她袭来，急性焦虑一下将她击垮。也许你听说过这样的故事：某人拿到癌症诊断报告后，在改变不了的事实面前，他心想"管它这么多，出去旅游，高高兴兴过一天算一天"。几年之后，此人仍然健康活着。他去医院检查发现，他体内的癌细胞不但没有扩散，而且竟然神奇地消失了。在我们身边，也有这样的少数癌症患者，他们能够改变思维模式、提高认知能力、克服对死亡的恐惧，最终战胜病魔、延长寿命。

2. 曾经的创伤

肖静是都市白领，年轻漂亮，学历高，性格开朗，工作能力强，而且家庭条件也不错。但她怕坐电梯，一坐电梯，她就会心惊肉跳，胸闷气短，有濒临死亡的感觉。

肖静的公司办公室在6楼，她每次都走楼梯，美其名曰"锻炼身体"。后来公司搬家，办公室换到了15楼，再以锻炼身体为名走楼梯，就说不过去了。于是，肖静决定作出改变，她上网查资料，查到自己的情况是对特定事物感到恐惧，属于焦虑症的一种。她便去医院作了一番检查，医生告诉她，她需要进行心理治疗。

她的运气好，找到了一位有实战经验的心理咨询师。听完她的话后，心理咨询师问她原生家庭的情况，以及她小时候是否遭受过某种意外。肖静说她的原生家庭和谐，自己成长顺利，记忆中也没有遭受过任何意外。

心理咨询师建议她回去之后找母亲聊聊，看小时候是否遭受过摔伤、溺水、车祸等意外。肖静有些着急，马上给母亲打电话，母亲回答说"没有"。心理咨询师思考了一会儿，叫肖静再打电话，问母亲在怀孕期间是否有意外。肖静母亲说，在怀肖静大概5个月的时候，她坐三轮车出去，为了躲避一辆闯红灯的摩托，三轮车翻了，她也摔倒在地。为此，她请了一个月假，在家里保胎。问题找到了，就是那次车祸遭受的创伤，给肖静埋下了病根。婴儿在妈妈肚子里，听音乐和唐诗，是胎教。几个月大的婴儿，其潜意识也是有学习能力的。同理，潜意识也会记录意外创伤。心理咨询师采用催眠与系统脱敏疗法，对肖静实施了治疗。一个疗程后，她敢坐电梯了。

也许读者朋友会有疑问，肖静母亲怀孕坐三轮车被摔，与肖静不敢坐电梯是否存在因果关系？我建议，不要纠结于此问题。不管白猫黑猫，能咬住老鼠的就是好猫。心理咨询师能消除肖静的焦虑症状，这就足以代表他的专业水平。由此可见，唯有适合来访者的解决方案，才是正行正道。

3. 都是父母的错

心理咨询界有一句行话——千错万错，均是父母的错。如果父母都很焦虑，子女长期耳濡目染，就容易患焦虑症；如果父母教育方式不当，长期打骂甚至虐待孩子，孩子没有安全感，那么孩子也容易患焦虑症；如果父母照看得不细心，孩子受到意外创伤，特别是在3岁以前，孩子长大后也就易患焦虑症。

总体来说，精神类疾病是否属于遗传病，科学界对此尚有争议。遗传可分为基因遗传和文化遗传。一个正常的孩子，由精神分裂症患者抱养，虽然没有基因遗传，但他长大后，患精神分裂的概率要比正常家庭长大的孩子患病的概率大许多。同理，如果父亲或母亲有焦虑症，子女的患病概率肯定高。由此可见，家庭文化对孩子的影响是巨大的。

另外，也有心理学家研究表明，焦虑症有基因遗传的因素，如果父母有焦虑病史，孩子的第十一对染色体就会出现异常。

4. 目标设定不科学

人要有目标、有追求、有适当的压力，才能健康发展。在目标的设定上，"跳一跳摸得到"，是最理想的模式。人贵有自知之明，只有认识自己、了解自己、接纳自己，身心才能健康发展。一旦目标达成后，眼睛就会盯着下一个目标，这很正常。但是追求应该有度，如果定下的目标无止境，周而复始，永远看不到尽头，那就成了欲望。一个人为欲望所困，难免会焦虑。

隐藏在目标背后的是欲望，隐藏在欲望背后的是价值观、是人生意义。价值观、人生意义，许多人不愿去思考，不愿从内心深处去认识、把握与调节。如果人生价值缺失，人生意义不明确，那么生活中遇到突发事件时，患焦虑症的概率就会增加。

另外，凡事皆有度，事物皆有两面性。在现实生活中，有些上进心特别强的人，其实是焦虑症患者。或许，他们本人并不知情，因为他们并没有心理学知识。只有当他们的睡眠出了问题，或者他们被焦虑症状折磨得很难受时，他们才会去求医问药。

5. 空虚、寂寞与孤独

一个人有目标、有追求，通常不会感到空虚，因为他有做不完的事。一旦价值观缺失，不明白人生的意义，无所事事，或者只求感官刺激，人就会感到空虚、无聊。有人害怕独处，所以他们拼命参加各种社会性聚集活动，并对他人产生依赖。人是靠精神支撑的，当没有了精神时，一副行尸走肉般的皮囊，即使混在人群之中，也会感到孤独。

一个空虚、孤独的人丧失了主体意识，时间一长，就很容易感到焦虑。当焦虑情绪积累到一定程度时，就会发展成焦虑症。反之，有恰当的目标、有正确的价值观、明白人生意义的人，可以图书作伴，以事业为友，即使他们表面上看起来有些孤独，但他们的内心依然安静平和，很难患焦虑症。

6. 社会文化环境

法国著名社会心理学家古斯塔夫·勒庞在其经典著作《乌合之众》中指出，现代社会生活以群体的聚合为特征，个人一旦进入群体，他的个性就没了，群体的思想就会占据统治地位；而群体的行为则表现为无异议、情绪化和低智商。人类有集体无意识倾向，焦虑的社会、浮躁的文化，会使更多的人患上焦虑症。

一个处于上升时期的社会，有目标、有理想、有盼头，人们精神昂扬、情绪乐观，患焦虑症的人相对较少。如果社会处于衰落时期，局势动荡、世道黑暗，人们看不到希望，患焦虑症的人口比例就会增大。

生活在一个物质、精神丰富的民族中，人们精神有寄托，患焦虑症的人就相对较少。反之，在一个物质、精神都贫瘠的民族中，人们不仅满足不了口腹之欲，还无所事事，患焦虑症的人相对就多。国民如果更追求自由、开放、独立与个性，患焦虑症的人就相对少；国民如果倾向于辱感文化，又恰逢社会竞争激烈，患焦虑症的人就相对多。

7. 生活中遭遇不幸

下岗失业、经济困难、婚姻危机等，我们的生活中有太多的不如意。遭遇地震或车祸，家庭成员生病或去世，我们的生活中有太多的意外。

这是一个变化的、难以琢磨的世界，我们不知道明天将会怎样。面对无法掌控的、可能出现的不幸，有人开始感到焦虑。其原因正如心理学家弗洛伊德所言，焦虑是现实与自我产生矛盾，害怕受到外界的伤害而引起的。

大多数人都喜欢稳定的生活，不喜欢变化，因为变化会让我们缺乏安全感、变得紧张，从而感到焦虑。心理学家托马斯·霍尔姆斯在研究"社会再适应评定量表"时总结：太多的变化会击垮一个人，让他们的心理和生理濒临崩溃的边缘，而崩溃的表现形式很可能是焦虑症。

再说一遍，焦虑是错误思维引起的。大多数人不喜欢变化，更害怕人生突然遭遇不幸，但从哲学观点来看，塞翁失马，焉知非福，我们要在变化中寻找积极因素，要在变化中汲取力量，而不是在变化中持续感到焦虑。

8. 躯体疾病和不良嗜好

总的说来，焦虑症是患者的思维与认知出现问题而导致的。但有研究表明，某些慢性疾病也可能导致焦虑症，比如甲状腺功能亢进症、肾上腺肿瘤等。这些疾病可能会破坏神经中枢系统，使患者神经递质发生变化，从而引发焦虑症。此外，焦虑症也有可能是严重疾病的前兆，比如脑肿瘤、帕金森综合征、阿尔茨海默病等。

有些人生病（比如帕金森综合征）后，长期服药，药物副作用破坏大脑神经递质，他们就容易患上焦虑症。有研究表明，无节制地抽烟、酗酒，也容易导致患上焦虑症。

第十三章　认识误区

——焦虑的本质是什么

1. 你有什么可焦虑的

小刘从医院回来后，面容憔悴，神情黯淡。

科长问他："小刘，你怎么了，没什么大问题吧？"

小刘摇摇头，不说话。

"把检查报告拿给我看看。"科长的口气很强势。

小刘仍坐着不动，仿佛没听见科长说话。

科长自行拿起检查报告，一边拆一边说："不涉及隐私吧？"小刘摇摇头，表明自己的病情没有可隐瞒的。

"什么，焦虑症？小刘啊，不是我这个当科长的说你，你有什么可焦虑的，老婆这么温柔，孩子这么可爱，家庭经济条件又不错……"科长口若悬河，给小刘做起了思想工作，但小刘却越听越焦虑，又不能不听。科长没有心理学知识，他不知道焦虑症患者大多并没有现实的致病缘由，他们会在无意识中，把一件不起眼的小事的后果想得严重1000倍。

在笔者小区，一位患焦虑症的退休干部曾说，她老是担心自己的孙子会被人贩子拐走，为此睡不好、吃不好，整天愁眉苦脸，精神压力非常大。其实，她孙子有保姆照看，安全得很。

2. 焦虑症患者不是疯子

有的人虽然得了焦虑症，但是不敢说，因为害怕别人向自己投来异样的眼光。其实，焦虑症属于心理障碍，焦虑症患者不等同于人们常说的"疯子"。

疯子是指患有精神分裂症的人，其意志、情感、动作、行为均会出现持久异常，如出现幻听、幻觉等。精神分裂病人在发病期间，不能正常学习与工作，其行为怪异，难以被正常人理解，甚至会出现自杀和攻击、伤害他人的情况。

焦虑症患者在绝大多数情况下不会出现幻听、幻觉，也不会去伤害他人，他们伤害的往往是自己。有的焦虑症患者追求完美，有的对自己要求过高，有的小时候受到伤害而留下病根，但从整体上来看，他们大多善良，没有社会危害性。

3. 一味减小压力治标不治本

芳姐是笔者邻居，她参加工作以来一直顺风顺水，默默从基层干起，不到40岁就当上了单位的一把手。在别人眼中，她是工作狂、女强人、成功者。以她的进取精神与工作能力，她应该能够在仕途上更进一步。然而，就在她想要大展宏图之际，她的身体状况出了问题：先是失眠，靠安眠药才能睡着；后是心悸，怕突然出现的强光或声音。对于这些症状，刚开始她还会悄悄扛着，直到自己实在扛不下去了，才到医院检查，结果她被查出患有焦虑症。在接下来的几年中，芳姐一边工作，一边治疗，抗焦虑药吃得不少，但效果时好时坏。期间，有医生建议她去找心理咨询师聊聊，她心想：我这个当一把手的，工作一大堆，哪有时间去聊天；再说，我就是政工师，做思想工作的高手。显然，她虽然是领导，却没有足够的心理学知识。

芳姐被焦虑症折磨得身心俱疲，痛苦得难以言表。既然压力大，那就减压。她虽然非常不甘心，但还是递交了辞职报告。按理说，无官一身轻，辞职以后她的焦虑症就该好了，但事与愿违，持续的担忧、心悸仍在不断困扰、折磨着她。此案例说明，对于焦虑症患者来说，一味减压只能治标、不能治本。要想解决根本问题，必须改变患者的认知与思维模式。

为什么会患焦虑症？是因为我们的思维模式不正确。减小压力并没有改变我们的思维模式，以及我们对人生和世界的看法。

有人说，高兴是一天，不高兴也是一天，不如高高兴兴过好每一天。这话正确吗？正确，完全正确。人在特别烦闷的时候，用这句话安慰一下自己是可以的，但不能将此话视为圭臬，当成自己人生的行为准则。一个心智健全的人，应该有目标、有追求，有时要自加压力，有时要顶住压力。

有压力的时候，我们就会感到焦虑。此时，脑部神经递质分泌不足，会给人一种不舒服、不愉快的感觉。如果将高兴视为人生的最高目标追求，我们就会回避压力、逃避焦虑。这样的人生，即使不患焦虑症，也难以取得很大的成就。

也许有人说，我就想普普通通，不想有什么成就，这样就永远也不会焦虑了。其实不然。回避压力，只是绕开问题，并没有从根源上解决问题。当你的人生遇到重大变故，或者遭受某种严重打击时，你就会更容易崩溃。

4. 焦虑症患者可以继续工作

张青到医院心理科检查，检查结果是轻度焦虑症。回到单位，他将病情向科长报告，提出移交工作的请求。在他看来，自己现在患有焦虑症，不工作是理所当然的。

我们暂且不讨论张青的行为是否对单位不利，这种想法首先对自己就不利。他在暗示自己：我很焦虑，已经无法完成工作了。如果科长同意他移交工作，那么以后他每天都将有非常多的空闲时间，这会增强他的焦虑感。正确的做法是继续工作，适当减量，放慢工作节奏，多安排一些跑步或唱歌的活动，劳逸结合。

有人说："我不是轻度焦虑症患者，我已经睡不好觉了，还能继续工作吗？"笔者建议，即使是失眠，也要继续工作。因为只有白天使自己足够疲劳，晚上才容易产生睡意。

5. 抗焦虑药品副作用很大

李明，38岁，生活在五线城市，副科级公务员。按理说，公务员的工作压力相对较小。但他经常说自己压力很大，因为老是担心报表出错。

后来，李明开始失眠，总是翻来覆去睡不着觉。到了后半夜，他老是做梦。而梦的内容，多半与工作有关。第二天上班，因为睡得不好，他头昏脑涨，只能强打起精神工作。以前的报表，在上报之前，李明只用检查两遍，现在他要检查四五遍。从此，他的恶性循环便开始了，几个回合下来，李明再也受不了了，便请假到医院看病。

　　五线城市的医院没有心理科，只有神经内科。医生听了他的讲述，初步判断他是焦虑症，给他开了抗焦虑及助眠药品。李明从医院回来后，仔细阅读了药品说明书，但是他不敢吃。因为说明书上写着一大堆副作用，看着都怕。因此，李明反复纠结该不该吃药。两个月后，他一粒药都没吃，身体状况也越来越差，不断出现失眠、心悸、紧张、手抖等状况，他濒临崩溃。

　　这时，他想到自己有个在省城当外科医生的表弟，便给表弟打电话，讲了自己在吃药问题上的纠结。表弟虽然是外科医生，但基本常识还是有的。表弟说，药品上市前，要做各种试验，所有的副作用都要写在药品说明书上面；药品上市后，凡是在10年内出现新的副作用，也要对说明书进行修改。吃抗焦虑药品，出现致癌、猝死等情况，是极小概率事件，不必担心。听表弟如此解释，李明才放下心来，吃了药，症状得到了缓解。是药三分毒，抗焦虑药品肯定有副作用，但生了病，总要权衡利弊，加以取舍。

　　6. 心病还得心药医

　　吃了药后，李明的症状得到缓解，睡眠改善了，心悸减少了，手也不抖了。可是，停药不到半个月，焦虑症状又卷土重来。他不得已，又去找医生开药。医院医生工作忙，开完药后，只是简单交代了几句，就叫了下一个号。再说，神经内科的医生不是心理咨询师，不可能给他心理辅导。就这样，药吃吃停停，症状反反复复，李明焦躁不安、浑浑噩噩，非常痛苦。晚上睡不着的时候，李明想了很多，甚至想要一了百了。但他又想到自己上有老、下有小，便放下了这样的想法。他还是得想办法治病。

这时，单位举办健康知识讲座，讲师提到了心理咨询，李明感到了一丝希望。由于五线城市没有心理咨询师，李明便专门请假去了省城。李明所在的城市，距离省城较远，而心理咨询通常是十次为一个疗程，他没有那么多时间。心理咨询师很善解人意，给他讲清了焦虑症的特征，特别说明是他的思维、意识、观念、人生态度出了问题。心理咨询师说，解铃还须系铃人，只有把自己的思想理顺了，才能从根本上解决问题，抗焦虑药品只能起到暂时的辅助作用。走之前，心理咨询师告诉他，他还可以通过看心理学图书，找到问题根源。

李明的学习能力较强，他看了十几本心理学图书后，再结合自己的人生经历，痛定思痛，分析出了自己的病患缘由：一是他的上进心过强，而能力又支撑不起自己的野心；二是他的责任感过强，有完美主义倾向，眼里容不得沙子。有上进心、有责任感是好事，但凡事不能过度，一旦过度，好事就变成了坏事。

找到问题根源之后，李明看开了，他不再羡慕那些当处长、当局长的同学。在这个世界上，绝大多数人都处于中间的位置，都有上级和下级，又何必过于在乎呢？通过改变认知，李明得到了自我疗愈，从而提升了生活质量和幸福感。

第十四章　易感人群

——为什么受伤的总是你

1. 不接受现实者

生活不是大圆圈，这一方面得到的多一点，另外一方面得到的就会少一点。有人出生起点高，含着金汤匙长大，顺风顺水，机会多多；而有人出身贫寒，成长坎坷，历经磨难。人最好能接受现实，不要老是想，如果我生在富裕家庭里就好了，如果那个机会我抓住就好了……偶尔想想这样的事情也没什么，只要不唉声叹气、愁眉苦脸，甚至自暴自弃就行。《三国演义》中的周瑜似乎就是焦虑症患者，接受不了"既生瑜何生亮"的现实，结果抑郁而终。

弗洛伊德将人格分为本我、自我和超我三个层次。本我位于最底层，是动物性的我，是追寻快乐的我，是最真实的我。自我位于中间层，由本我派生而来，体现社会性，遵循现实原则，是必须接受的我。超我位于最高层，体现理想性，遵循道德原则。位于中间层的自我，调节本我与超我，使人格协调，使心理健康。如果不能接受现实，就是自我出了问题：对本我向往，但又实现不了；对超我排斥，但又不敢反抗。如此这般，心理就会出问题，其表现形式很可能就是焦虑症。

2. 原生家庭不幸者

表哥表嫂感情不和，孩子刚上初中，两人便协议离婚了。他们是知识分子，知道离婚对孩子的伤害，于是约定暂时隐瞒。表嫂以做生意为名，回到娘家所在的城市。孩子每逢放假，就到他妈那里住一段时间，并没感觉到父母有什么异样。孩子直到读大二，20岁了，才知道父母早已离婚。

父母离婚，十有八九会伤害到孩子，特别是孩子的心理。君不见，父母吵架，不仅音量高，还摔东西，几岁大的孩子只能躲在角落里瑟瑟发抖；父亲打母亲，孩子上去抱住父亲的腿，哇哇大哭；父母闹离婚上法院，法官问孩子愿意跟父亲还是跟母亲……如此种种，都是对孩子的伤害。孩子没成年，心智不成熟，父母闹离婚让孩子感到孤独无助，没有安全感，脆弱的潜意识就会记录许多负能量。成年之后，他们患有心理疾病的概率，会远远大于正常家庭的孩子的概率，这也是为什么心理咨询师在咨询时会问你原生家庭的情况了。

3. 完美主义者

为什么有的人会不停地洗手，一天洗几十次，手都泛白了，还要洗？因为他的内心深处容不得一个细菌、一点污秽，他无比追求完美。明知道自己的行为超出了正常范围，但就是控制不住，这也是焦虑症产生的根源之一。

看见别人有特长，自己也想拥有，想把自己打造得无所不能，所以前前后后学习了各种不同的特长。然而，理想很丰满，现实很骨感，最后的结果就是样样都懂一点，却都不精通，还是没有特长。眼见自己将要慢慢淹没于人群中，痛恨自己的普通，于是滋生了焦虑。

他做事认真，对自己苛刻。每次上交报表前，错别字要检查五六遍，表格宽度必须一致，因为一旦被领导发现错误，他就会比死了还难受，所以在送到领导那里之前，必须下功夫反复检查。他很在乎领导的评价，很在乎别人的眼光，因为他追求完美。

世界上本来就不存在完美的东西，如果过分加以追求，你就会活得很累。完美主义者是焦虑症最大的易感人群。但与此同时，完美主义者也有许多优点，比如自控自律、意志坚定、善于思考、组织性强等。把这些优点发挥出来，你会成为一个优秀的人，拥有适当的完美倾向是非常好的，只是要注意不应过度追求完美。

4. 严重自卑者

以下是一位严重自卑者的自述：

我为什么是我，我为什么不是张三，如果我是张三就好了。张三的家在街上，门口就有电灯，还能和街边的小朋友一起玩耍。我家在镇子外，与张三家隔着一块水田，虽然我能清楚地看见张三和小朋友玩，但我和他们不是一个世界的人，我是农村人，他们是城里人。他们衣着光鲜，手里拿着连环画，而我衣服破烂，手里拿着割猪草的镰刀。我家是单门独户，我没有同龄朋友，我想融入张三的圈子，但我又怕他们不接纳我。于是，自卑的情结在我的内心疯长。

后来我去大城市工作，每天西装革履，表面上看我已经和城市融为一体，但是自卑仍然如影随形，我不敢与别人对视；聚会的时候，别人侃侃而谈，而我插不上话，只能埋着头扒饭，到了后来，对于聚会我能推则推。

由于害怕交际，我的信息来源越来越少，我怕再这样下去，我的工作绩效也会受到影响。工作没干好，会不会失业？失业之后，房贷怎么办？家中农村的父母，问我要赡养费怎么办？于是，我的睡眠质量受到了一定影响，而且我经常莫名其妙感到心烦，总有想发火的冲动，但我只能压抑自己的怒火。那时的我还不知道，我内心深处的自卑，已经引发了焦虑症。

5. 过度敏感者

敏感，是指对外界反应过快和过度。敏感者习惯观察别人的表情，在乎别人对自己的评价。别人的一个眼神、一个动作，都会使敏感者纠结一天，甚至一辈子。

敏感的人，通常小时候缺乏关爱、内心脆弱，害怕自己做错事，让别人感到不愉快。所以他们就像一个高频雷达，时刻保持警惕，每时每刻都注意接收外界信息，并迅速作出反应。外界不仅指人，也指物或自然现象，比如黛玉葬花、见落叶流泪等。脆弱、害怕、担心，这些情绪一旦过度，就变成了焦虑。焦虑情绪长期积累到一定程度，有了持久生理反应，便可以判断为焦虑症。

6. 爱钻牛角尖者

小王做事认真负责，工作绩效不错，但是他入职5年了，没升职，岗位也没变化。他有个最大的缺点，就是别人给他提一些工作方面的建议，他都不爱听，只喜欢按自己的方法做事，而且自己的方法往往陈旧落后。时间长了，他就给别人留下了固执、认死理、钻牛角尖的印象。

钻牛角尖的人保守稳重、认真严谨、相信权威、服从领导，既非常刻板，又高度自信，遇事不知变通，灵活性不够。领导对他们的评价是，工作认真负责，但创新能力不强。

爱钻牛角尖的人，同事关系不一定特别差，因为他们虽然保守，但遵守规定，答应别人的事情一定会做到；但他们的人际关系也不会特别好，因为他们思维偏执，认为自己永远是正确的，这样往往会导致做事情费力不讨好。

这是一种刻板思维。如果发生了无法承受的事，一天到晚胡思乱想，但却毫无头绪，就容易患焦虑症。

7. 幼童时期遭受侵犯者

小美谈了无数次恋爱，均没有成功，眼看她就要30岁了，她父母逼得紧，她自己也着急。其实小美的条件不差，漂亮、温柔、学历高，也有稳定工作，追求者不少。

小美与男孩接触，不管是自己认识的还是经人介绍的，一旦确定恋爱关系，持续时间均不超过3个月。因为男孩一旦有亲密举动，她便大声呵斥，一点面子都不给。这恋爱能谈成吗？小美生活在小城市，是一个传统的人，也想早点把自己嫁出去，生孩子、当妈妈，但是她迈不过心里那道坎。

有一次，有一个男孩非常喜欢她，亲密不成，男孩便提出："我们去领结婚证，成了夫妻，你便不会说我是流氓了。"小美非常感动，但她知道即使有了结婚证，自己还是接受不了。于是小美咬着牙对男孩说："我们不合适。"

随着年龄增长，各种压力越来越大，小美越发地憔悴、焦虑，有时还会头昏、心悸。小美去医院检查，医生说她患有焦虑症，建议她接受心理治疗。

在心理咨询师的引导下，小美说她在5岁的时候，曾被一个远房亲戚性侵。童年创伤印记太深，以致在她的潜意识里，男人一旦对她做出亲密举动就是做坏事。面对喜欢的男孩，小美也想有正常的性生活，但是意识斗不过潜意识。

经过两个疗程的心理治疗，一年之后，小美结婚了。婚后还生了小孩，生活非常幸福。

8. 应激事件留下心理阴影者

汶川大地震后，国家派出大批心理咨询人员深入灾区，因为地震属于应激事件，会给受害者留下心理阴影。这样的心理阴影很可能会引发焦虑症。如果只是不愿坐飞机也就罢了。如果是看见别人坐飞机，心里就不舒服，胸闷，呼吸急促，有恐慌感，有了不良的生理反应，就可以初步判断为焦虑症。

能引发焦虑症的应激事件，不一定是地震、车祸、溺水、坠机等重大意外事件，也可能是生活中的小事。小明小学四年级时，由于父母工作调动，他转学到了另一个城市。面对陌生的环境，他融不进同学的圈子，因而变得孤独与自卑。内心的冲突没有被抚平，他落下了病根。成年后，他老是宅在家中，不敢与人接触，他患上了社交恐惧症，这种病也被称为"社交焦虑障碍"。

9. 女性患焦虑症概率大

"我老是担心儿子在学校能否吃饱，参加足球比赛是否会受伤……每天晚上我都要将门检查若干次，因为我害怕半夜有人来撬门……"经常担心各种事情的人，大多是女性。担心过度，患焦虑症的可能性便大大增加。各种数据统计表明，女性患焦虑症的概率要高于男性。

从社会文化角度看，男孩子从小就被教育要坚强、勇敢、胆大，而女孩子则可以显示出柔弱、胆小。这样的社会文化共识引发了一种情况，就是如果一个男孩子整天哭哭啼啼，就会被别人看不起。社会文化影响集体心理，并深入到了每一个人的潜意识。

从社会环境角度看，虽然现在是和谐社会，但还是存在一些不安定因素，比如侮辱、家暴、性侵、殴打等，受害者以女性居多。另外，从整体来说，女性经济收入和社会地位要低于男性，所以她们更怕离婚、失恋。女性长期受到这些因素的困扰，更容易患焦虑症。

第十五章　悟透生死

——死亡是人生最大的焦虑

1. 死都不怕，还焦虑什么

西藏有句谚语，明天与来世，哪一个先到来，只有天知道。这个世界上，死亡是最确定的事情，但同时也是最不确定、最不可思议的事情。我们肯定会死，但是何时死，以什么方式死，我们不知道，也不确定。毫无疑问，死亡是最让人感到焦虑的事情。

平时，我们总是说要放下权力、放下财富、放下一切，其实，我们的内心有许多放不下的东西，但残忍的是，当死亡来临的时候，也是我们必须放下的时候。死亡，意味着拥有的一切将完全失去，你能不焦虑吗？一代才子金圣叹，在评点《西厢记》时谈死亡，说"此真不得不致憾于天地也，何其甚不仁也"。面对必须死亡的事实，你能不感到焦虑吗？

难道，面对不得不死亡的事实，我们就必须在焦虑中度过一生吗？不！我们不能克服对死亡的恐惧，但我们能够克服对恐惧的恐惧。我们可以改变认知，加强修养，以平和、安宁的心态面对死亡。这是克服人生最大焦虑的根本方法，是人生一项了不起的成就。还有什么事情比死亡更可怕？如果你能坦然面对死亡，那么其他的事情，也就不再那么难以面对了。

2. 越怕死，死得越快

不怕死是假的。死亡对大多数人而言，意味着痛苦、伤心、恐惧、失去。年轻时，死亡离自己很遥远，再加上忙于生计，死亡的念头出现频率相对较低。一旦退休，或者重病缠身，死亡的念头出现频率就会增加。研究人员对300名老人进行问卷调查，结果显示有143名老人每天至少有几次会想到死亡。

有心理医生研究发现，那些即将去世的老人，尽管宣称自己不怕死，但他们的内心对死亡是感到恐惧，甚至抗拒的，他们有部分人苦苦挣扎，总想找到延续生命的方法。可是，现实往往很残忍，越害怕死亡，反而会死得越快。因为一旦你想到死亡，便会极度焦虑，惶惶不可终日，身体抵抗能力也会迅速下降。

别去指责他们，害怕死亡是人的本能。能够超越生死，并在死亡来临时淡然处之的人，是少数中的少数。改变认知，减少焦虑，是我们延年益寿的秘诀。

3. 哲学是预习死亡

庄子的妻子死了，朋友来看他，见他敲着盆唱歌，朋友惊怒，骂他绝情寡义，庄子解释道："你别怪我，刚开始我与其他人一样，感到了丧妻之痛，但现在我想明白了，生死可以互相转化。表面上我的妻子死了，实际上是我的妻子回到了她来的地方，回到了天地之间。她的死实质是新生，我该为她的新生而高兴，还用得着哭吗？我和她相互敬爱，作为深爱着我的人，她会希望我因为她的离去悲伤吗？"

这就是能够写出《逍遥游》的庄子，他的生死观是"天地与我并生，万物与我为一"。庄子是了不起的哲学家，他对生死的领悟值得我们学习。想要看淡生死，想要解除焦虑，想要在人世间活得逍遥自在，不妨学习哲学思维方法，换一个角度看待事物。

4. 普通人用忙碌对抗死亡

在传统文化和习俗中，我们对死亡采取回避态度。上战场之前，战士会写遗书，"万一我牺牲了……""万一我光荣了……"；老一辈领导干部通常用"我去见马克思"来指代死亡。许多人知道自己会死，对死亡感到很恐惧，但又逃不掉，为了尽可能摆脱焦虑，他们会尽量不去想，并尽可能回避死亡。

对于普通人来说，不去想死亡，那么要想什么呢？想柴米油盐酱醋茶。因为我们是普通人，要维持生计，要发展事业，要供子女读书，一天到晚忙忙碌碌，我们就没有时间，或者说没有充分的时间去思考死亡问题。既然躲不掉，那就顺其自然、随遇而安，接受事态发展，这是普通人的智慧。

古往今来，在对待死亡的问题上，大多数人走的都是这一条路。芸芸众生，你我皆为普通人，就也走这条路吧，并接受这条路上所发生的一切。

5. 追寻比生命更重要的东西

什么东西比生命更重要？

柳宗元有则寓言的大意是，船坏了，船上的人纷纷落水，有个人水性很好，但此时只能在水里挣扎，原因是他身上背着银两，舍不得丢。已经游上岸的同伴见状叫他把银两丢了，他没听，最后这个人被淹死了。这则寓言是为了告诉世人，生命才是最宝贵的东西。

和钱财相比，肯定是生命更重要。但是，和真理相比，生命是否更重要就难说了。共产党员为革命的成功而舍生忘死，他们在追求真理；战争来临，大量青年踊跃参军，他们有保家卫国的信念；有的人献身航天事业，历经重重审核，完成各种艰难的培训，最终让五星红旗在太空高高飘扬。对于这些人来说，他们都有着比生命更重要的东西。

有人说，能超越生命的，除了真理，还有爱情。有些恋人爱得太深，双双殉情自杀。这样的故事在艺术作品里非常多，国外有《罗密欧与朱丽叶》《魂断蓝桥》，国内有《梁山伯与祝英台》《孔雀东南飞》等。艺术作品不是真实生活，但它来源于生活，又高于生活。前面讲过，过度爱一个人，也会出现强迫症状，动不动就要死要活、自杀殉情，也是心理不健康的表现。如果你太害怕死亡，真的别无他法，那么你不妨去追寻生命存在的意义，也是解脱之道。

6. 我们这代人必须接受死亡

心理咨询师安琪受人所托，去医院进行临终关怀。病人是个暴发户，钱多文化少，患癌症之后不想死，但化疗之后身体日渐虚弱。钱买不回命，他焦急、绝望。

安琪见到他时，他刚打了一支吗啡，精神尚可。安琪自我介绍说："我是心理医生，来提供陪伴服务。"知道他怕死，安琪不能提临终关怀这个概念。

也许是长时间没说话，他显得十分健谈，向安琪讲完自己的创业史后，话锋一转道："我的人生，这么多坎都过去了，生病算啥，现在科技这么发达……哎，不知能不能研究出让人长生不死的技术？不知我是否能赶得上？"

科技进步，只能改善环境，让人更健康，从而延长人的寿命。在可见的未来，科技不能使人长生不死。就算若干年后，出现了颠覆性科技，他也赶不上了。但是他不死心，继续与安琪谈克隆、谈人体冷冻技术……以他的文化，能了解这么多，可见其内心的急迫与焦虑。

就目前而言，生物体的人肯定会死。但人工智能、脑机结合、基因工程等技术发展到一定阶段，也许能将思维与意识上传到计算机。从这个角度讲，人类也许能实现某种意义上的"永生"。但就算这样，他也赶不上了，他必须接受肉体与意识的终结。

真相是残酷的，但又必须面对。临终关怀是让病人接受死亡，并安详等待死亡。可是，目前支撑他生命的，是对死亡的回避与挣扎。如果告诉他真相，他会精神崩溃，死得更快。

安琪决定慢慢来，拐弯抹角地给些暗示，以后视情况循序渐进进行引导。在实施第四次临终关怀时，安琪才告诉他："我们这代人必须接受死亡。"

7. 人有三次死亡

人有三次死亡。第一次，脑死亡，是生理学意义上的死亡；第二次，人们来参加葬礼，盖棺定论，是社会学意义上的死亡；第三次，没有人再想起你，没有人再怀念你，没有人再谈论你，这是真正意义上的死亡，因为你会从这个世界上永远消失。从中，你悟到了什么？

如果你相信人有三次死亡，那就心存善念地去生活，多做一些利人利己的事情；如果你相信人有三次死亡，那就多花点时间教育子女，在身体条件允许的情况下，多抱抱孙子；如果你相信人有三次死亡，你就会更在意第三次死亡，从而减轻对第一次死亡的恐惧，这会有利于你的身心。

第四步 践行断根思维

第十六章 改变思维
——解决焦虑症最根本的问题

1. 亲力亲为背后的逻辑

诸葛亮以一人之力，扶持阿斗，将蜀汉政权扛在肩上。他领兵出祁山，与司马懿在五丈原对阵。司马懿老奸巨猾，固守不出战。眼看军粮减少，后勤保障不力，诸葛亮焦急万分。打仗拼的不仅是计谋，还有经济。论国力，蜀汉比魏国差了许多。

诸葛亮修书，派使者呈送给司马懿，想激他出战。司马懿不为所动，还从使者口中套话，得知诸葛亮吃得少、睡得少，非常劳累，凡是20军棍以上的处罚都要亲自裁决。司马懿笑着说，诸葛亮来日不多也。不久，真如司马懿所料，诸葛亮累死军中，年仅54岁。

事无巨细、亲力亲为，是诸葛亮的另一个标签。你可以说他责任心很强，是工作狂，也可以说他心理素质不好，思维上存在问题。为什么亲力亲为？因为不放心让别人去干。为什么不放心别人去干？因为他夸大了别人干不好的后果，即使自己已经过度疲倦，也要自己去干，因为只有自己去干，才能缓解内心的焦虑。原来，亲力亲为也和焦虑思维有关。

诸葛亮事必躬亲的后果是没有培养出人才，致使"蜀中无大将、廖化作先锋"。没有人才，更要自己亲力亲为，这样就形成了恶性循环。

对于成就事业而言，能力与心理犹如鸟之双翼、车之两轮。诸葛亮与司马懿，论能力诸葛亮强，论心理司马懿强，最后他俩谁的成就高，见仁见智，功过是非任后人评说。

2. 辩证地看待变化

王二麻子是县城居民，靠收取父母留给他的两个门市的租金生活。由于文化程度不高，再加上脸上有麻子，他有些自卑，不愿意出去工作。他老婆是农村妇女，也没有正式工作，就在家带孩子。在别人眼里，王二麻子不思进取。可是王二麻子心里有本账：两个门市，一个租3万元，6万元在县城养一家人也够了，日子就这样过下去吧。

电商崛起后，实体店的租金开始下降。刚开始只降了一点点，犹如温水煮青蛙，王二麻子没当回事，继续过着与熟人闲聊、在街边下象棋的悠闲生活。

天有不测风云，新冠肺炎疫情袭来，门市关门，租金泡汤。好不容易盼到疫情结束，但人家不租了，王二麻子贴出招租广告，一时也没有人上门联系。他本来就没什么存款，又收不到租金，没了收入，眼看连吃饭都成问题，他慌了，开始感到焦虑了。

王二麻子的焦虑有两种走向：一是变压力为动力，改变态度，努力进取，承担起养家糊口的责任；二是唉声叹气，自暴自弃，让不良情绪蔓延，最终发展成为焦虑症。

追求稳定是人的本能。20世纪70年代，心理学家托马斯·霍尔姆斯设计了"社会再适应评定量表"，并指出对于大多数人而言，在一年之中，如果遭受的变故太多，其生理和心理就会出现不良反应，很可能感到焦虑。

从哲学的观点看，变化是必然的，我们能做的，是将变化控制在一定范围之内。就王二麻子而言，他应当提前作一些预判和准备。

3. 掌控力与焦虑

有一个著名心理学实验，它将参与者分为两组。第一组被告知，待在东边房间里，东边会传来巨大噪声，这样的噪声对身体有害，如果参与者觉得难以承受，只要按一下桌子上的按钮，噪声就会停止。其实，桌子上的按钮只是个道具，根本没有作用。第二组被告知，待在西边房间里，西边会传来巨大噪声，这样的噪声对身体有害，但实验主持人并没有提按钮这回事。

实验开始，两组开始做手工，这时，东边和西边同时传来完全一样的噪声。实验结果是，第一组的手工全部完成，没有人去按桌子上的按钮；第二组就惨了，他们在做手工的过程中出现了很多失误，还有些人出现头痛、肠胃不适等症状，甚至有些人坚持不下去，早早退出实验。

为什么会出现这样的实验结果？因为第一组参与者想着桌上有按钮，感觉到自己对环境有掌控力，所以他们乐于忍耐，愿意顶住噪声完成工作。第二组参与由于者对环境缺乏掌控力，心理无支撑，就会变得脆弱、感到焦虑。

4. 没有焦虑，只是幻想

焦虑令人生厌，人们往往想要将焦虑连根拔除。然而其实，焦虑是我们情绪的一部分，也是正常生活的一部分，无论你是否喜欢它，它都会终身陪伴着你。

有人对焦虑采取回避态度，以追求快乐为人生最大目标，今朝有酒今朝醉，管他明天是不是要喝西北风。此种人生态度和思维模式将会带来更大的焦虑，因为明天无米下锅，肚子饿了，才发现西北风不能喝。人总要活下去，没钱买米，能不焦虑吗？

焦虑来源于压力，有压力才有动力，有动力才会奋斗，奋斗才能增强安全感，才能够真正缓解焦虑，并将焦虑控制在一定范围之内，实现身心与事业双丰收。

焦虑还有个好处，那就是可以止损。一个人打麻将有瘾，但这段时间他手气不好，经常输。再这样输下去，他的经济就会出现危机，一家人的正常生活也会受影响。他感到焦虑，于是控制自己，这一段时间离开了牌桌。虽然手不摸麻将，心里难受，但他及时止损，没有使家庭出现经济危机。这样看来，焦虑也可算是我们的心理保护器，让我们的内心安宁，不至于崩溃。

5. 主动寻找不安全感

2020年8月29日，山西省临汾市一幢两层饭店倒塌，29人遇难。当时，饭店正在为一位80岁的老人举办寿宴。

事后调查，这幢违章加盖的农村饭店多次举办宴席，所以那天参加宴席的人都没有预感到即将来临的危险。他们没有不安全的感觉，所以不会感到焦虑。而神经系统不是感知你的真实处境的，而是感知你所感知到的处境的。

适度的不安全感被神经系统感知到了，通常情况下能促使人们"认真对待、主动预防、积极行动"。例如考试前，感到功课在某方面存在薄弱环节，一般会"临阵磨枪"，查漏补缺。

居安思危，让自己适当地感到焦虑，处境才会不断改善。出现不安全感并非坏事，它能使你未雨绸缪，控制焦虑，与焦虑和解，避免祸事。

6. 用底线思维代替焦虑思维

《晋书·乐广传》记载，有人做客饮酒，见酒杯里有条蛇，喝完之后就吓病了。后来他得知，这条所谓的蛇，是屋角弓箭映在酒杯上的影子，他的病就好了。这就是成语杯弓蛇影的由来。

此成语故事说明，焦虑并非现实威胁，而是我们的神经系统感知到的威胁。

生活中，因胡思乱想，让自己感到焦虑的事例比比皆是。"哎呀，我胸闷，会不会是心脏病急性发作，那可是要死人的！""糟了，肚子里的胎儿前几天还经常踢我，这几天突然安静了，我是不是要流产？"这些假想的怪兽潜伏在身边，随时会跳出来咬我们一口。我们要做的，是改变思维模式，正确区分真实的情况和假想的怪兽，在事情没搞清楚前，要冷静，别自己吓自己。

怎样才能冷静？我们可以运用底线思维。如果有一天这种不幸真的降临在你身上而且无法改变，那么你不妨坦然面对和接受。用底线思维代替焦虑思维，你便会冷静下来，你的判断会更加准确。学会用底线思维代替焦虑思维，便掌握了战胜焦虑的利器。

7. 必要时放弃闭合思维

人类的思维，总是在追求闭合感。比如，你正在为一块菜地锄草，锄到95%的时候，你老婆叫你回家吃饭，你说等一下。你将剩余的5%锄完后，看了一眼，心情愉悦，优哉游哉地扛着锄头回家。其实，你的时间很充裕，锄草工作并不急迫，第二天锄完剩余的5%，或者干脆就放弃，也不会对菜的收成造成实质的影响。但你与生俱来的思维模式就是要将事情圆满地完成，心里才觉得舒坦。

追求闭合感的思维模式，能使我们善始善终，使我们工作完成得更好，从而推动人类进步。但事物总有两面性，此思维模式会使未完成的事情对人们的心理产生杀伤力，从而打破平衡、扰乱人的心神。如果未完成的事情很严重，或者当事人心理脆弱，就容易导致焦虑症。从心理健康的角度看，过度追求闭合感，出现精神障碍的概率会更大。

整理房间需要断舍离。思维同样需要断舍离，当闭合思维有损健康时，要毫不犹豫地对其进行纠正与清除。当时空条件变了，原来的目标无法达成，或者即使达成，也会成为人生负累的时候，便果断放弃，抖落一身疲惫，换来轻松惬意，这是人生智慧的体现。

8. 暗示是一把双刃剑

在所有动物中，只有人能够接受心理暗示。其他动物只有本能反应，没有意识，更谈不上潜意识。其他动物没有思维，也不受思维支配。人不一样，人有思维与意识，还可以通过暗示来改变思维与意识。

暗示的力量非常强大。有时，你看一眼宗教吉祥物，就能增强信念，你的内心就会瞬间变得强大。反之，一些消极暗示会在主观上放大危险，使你感到焦虑不安。暗示调动了潜意识的力量，而潜意识没办法分辨信息的真假。如果善于积极暗示，就会为自己加分；如果老是给出消极暗示，潜意识接收的就全是负面信息，就可能出现极端思维或者不良生理反应。

张静在竞争上岗演讲前，在手心写下"我是最棒的"，并给自己积极的心理暗示，时不时看一眼手心的字，最后她的演讲很成功。王娜的驾驶技术一般。一天，她正在开车，路上车很多，因施工，前面四车道突然变成两车道。看着拥挤争道的车流，她脑海里出现的是女司机错把刹车当成油门踩的场面，这没有对她造成太大影响。做一件事情，如果你自己都感觉很难成功，你就会感到痛苦、焦虑甚至变得抑郁。

星星还是那颗星星，月亮还是那个月亮。改变思维模式，改变看问题的角度，你的人生会变得不一样。

9. 请相信压力对人有益

中学生扛不住学习压力跳楼自杀，这样的新闻不算多，但也不算特别少。

压力虽然是一个中性词，但是对大多数人而言，压力有害已成为固有思维模式。其实，压力产生的是好的影响还是坏的影响，不在于压力本身，而在于我们的思维模式。如果你在潜意识里暗示压力会给你带来好处，那么压力就一定会给你带来好处，反之亦然。

压力为什么能给我们带来好处？因为你有压力时，你的瞳孔会放大，你的眼睛会接收到更多的光，你的嗅觉会更灵敏，你的听觉会更敏锐，你会接收到更多外界信息，你的记忆力会更强，你的肌肉会更发达。这些信息或刺激，有利于你记忆、思考、决策和行动。

如果你暗示自己，压力会给你带来坏处，你体内的荷尔蒙、多巴胺、肾上腺素等生物激素的分泌就会减少，你的免疫力、行动力和愉悦感就会降低，你可能会心跳加速、身体出汗、焦躁不安。每个人都会面对压力，我们该调整的是面对压力的思维模式。

10. 推翻负面思维

焦虑者会经常出现负面思维，而这些思维不受自己支配。即使他们知道这些思维不正确，但还是会不自觉地按照这种思维进行思考，使自己焦虑不安。

要想走出困境，就要与负面思维争辩，用正面思维推翻负面思维。你对坐飞机感到恐惧，但是这是出差，与领导同行，你必须坐飞机。当你看见飞机的时候，你心慌、气闷、呼吸加快，焦虑的生理现象开始出现，此时你的处境开始艰难。

这时你坐下来，先深呼吸，让自己保持冷静，然后找一些证据来推翻负面思维，比如你可以去了解一下飞机出事的概率。当你得知飞机出事的概率低于火车和汽车时，你就对自己说："如果什么都怕，就不用出门了，因为一出门，楼上坠物可能会砸中自己。"你再对自己说："就算是不出门，也不可能绝对安全，因为还有可能出现地震、火灾。所以，飞机出事是极小概率事件，如果这么小的出事概率都怕，我就没法生活下去了。再说，这次出差对我很重要，我必须克服困难，勇敢地登上飞机。"

与自己争辩，给自己鼓励，对自己进行正面暗示后，也许你就能推翻负面思维，减轻焦虑症状了。请注意，这里用的是减轻，而不是消除。焦虑症、焦虑感或者焦虑情绪，都比较顽固，它们会反复纠缠你，要彻底消除并非易事。

11. 非黑即白的思维易导致焦虑

儿时，看电影电视，喜欢问爸爸"这个人是好人还是坏人"。在小孩的思维中，人只分为两种，要么是好人，要么是坏人。长大后才知道，人性其实是非常复杂的，它存在灰色地带，很多人不能用绝对的好或者用绝对的坏来评价。如果我们长大后，仍然像小孩那样，认为人只能以好人和坏人来进行区分，就会陷入非黑即白的误区，还容易患上精神洁癖。

精神洁癖是焦虑症的一种表现形式。一个人认为自己是好人，就只同好人交往，对所谓的"坏人"置之不理，其结果就是他的社交圈会越来越小，进而影响生活和事业。如果运用非黑即白的思维模式去工作，不能辩证地看待问题，就会在现实中碰钉子。碰了钉子之后，他往往又不能理性地加以分析，要么忌恨他人，要么否定自己。心理调适得不到位，下一次他又会碰钉子，长此以往，自己也变得越来越焦虑。

没有绝对的好人，也没有绝对的坏人；没有绝对的成功，也没有绝对的失败；没有绝对的正确，也没有绝对的错误。我们要用宽容的心去看待自己，接受自己的不完美；我们要用包容的眼光去看待他人，理解别人的不易；我们要用"灰度思维""七彩思维"去看待世界，避免非黑即白的思维误区。

12. 逆向思维

只有小孩才能无忧无虑。对于成年人来说，消除焦虑是一个不可能完成的任务。不管你怎样云淡风轻、置之度外，生活总会找你的麻烦，让你感到烦恼和焦虑。既然焦虑不可避免，那我们能做的就是与焦虑和解。

患了焦虑症，也并非见不得人。焦虑症和抑郁症一样，只是精神感冒，想办法治好就行了。如果你的焦虑已经影响到你的生活，那么你不妨公开表达，大胆发泄。每当洪水来临时，疏通总比堵塞好。

要承认，有焦虑性人格的人通常会比较敏感，但敏感一定是坏事吗？不一定。敏感的人，往往更具有创造力和想象力，会更加敏锐和直率。他们为世界作出许多有价值的贡献，许多艺术家、音乐家、作家、发明家、设计师、心理学家都有高强的领悟力和敏锐的洞察力。以逆向思维看，焦虑并非坏事。在一个慵懒的清晨，拉开窗帘，看看阳光，呼吸新鲜空气，你会感受到这个充满焦虑的世界依然和谐温暖。

13. 防御性思维

焦虑是对未来的担心，而这种担心，通常建立在对未来结果的负面预测上。负面预测一定是错误吗？不一定。如果你运用得当，它会为我们筑起防火墙，保护我们的心理。许多讲焦虑的书，都会提到U型曲线，来讲述压力和效率的关系，并强调适当的压力对我们有好处。下面举个简单的例子。

你驾船出海，起风了，波涛开始汹涌，面对不可预测的天气，你压力倍增。如果你怀有悲观思维，你就会抱怨自己运气不好，甚至会想到船毁人亡的可怕后果；如果你怀有乐观思维，就会祈祷风停下来，并在以后对家人讲这段难忘的经历；如果你怀有防御性思维，你就会调整风帆、观察洋流，与其他船只建立联系，为自己提供支撑。

不难发现，在U型曲线理论中，怀有防御性思维的人在面对压力时，行动更快、效率更高。正如美国心理学教授朱莉·诺勒姆指出的那样，容易焦虑的人，如果能同时运用防御性思维，就会更容易获得自信，也更容易取得成功。

第十七章　改变认知

——观念变了，天地宽了

1.避免越努力越焦虑

别人越努力越幸运，而你却越努力越焦虑。这样的事情，如果没有发生在你身上，那也有可能会出现在你身边。

有的人说："你要把自己逼入绝境，不要惧怕压力。但请注意，努力的时候千万别焦虑。"虽然说适当的压力可以转化为动力，但把自己逼入绝境，你能不焦虑吗？这些话听起来正确，实则毫无用处。

从人生智慧角度讲，将自己逼入绝境、破釜沉舟，虽然能激发出巨大的潜能，但那是没有办法的办法，因为一旦失败，将承担巨大的代价。经常把自己逼入绝境，动不动"不成功便成仁"，如此这般，可能早晚要"成仁"。退一步讲，就算没有"成仁"，你也会感到无比焦虑。为了避免越努力越焦虑，我们就要改变认知，在追求成功的同时，学会当一个普通人。

此前，某大学一名研三学生自杀，只留下了一封遗书和一根长绳，一个鲜活的生命就这样消失于五彩的世界。此事让人揪心，引发热议。随后，有一篇文章这样评论道："我们不是超级英雄，我们也不用背负什么伟大使命，我们大多数人只是平凡世界里的普通人而已，学会做个平凡的普通人也挺好。"

我们所处的时代竞争激烈，成功学大行其道。追求成功无可厚非，但不能以损害健康为代价。在成为名人之前，我们要学会当一个普通人。如果没有好的心态、没有健康的心理，你就会越努力越焦虑，你的人生就不可能取得真正的成功。

2. 别把自己逼入死角

有人遇见喜欢的人，最深的心弦被触动，便爱得丢失自我、死去活来；有人和老婆吵架，不到三句便嚷着要离婚；有人和儿子赌气，马上便去登报，声称要断绝父子关系；有人同领导闹了一点小矛盾，便觉得自己和领导水火不相容，甚至还想着要么把领导搞下台，要么自己辞职；有人和同事闹别扭，马上就去找领导摊牌，还坚决地说"这个部门有他没我、有我没他"；有人则动不动就立军令状，"不成功便成仁"，结果成功很难，成仁更难，他由此变得很焦虑。这些人，把自己往绝处赶、往死里整，很难不焦虑。要知道生活是五彩的，不要动不动就把事情绝对化，学一些中庸之道，保持一些灵活性，也不失为一种人生智慧！

3. 干到顶尖的都有天赋

心理咨询师安娜接待过一名来访者，她是来帮她弟弟咨询的。

她讲述说："弟弟是一位作家，发誓要拿诺贝尔文学奖或茅盾文学奖，于是没日没夜地写。按理说，写作是正常爱好，奋斗也不是坏事，但是弟弟对写作痴迷得有些过度，30多岁的人了，既不出去工作，也不结婚生子，天天宅在家里，沉浸于小说世界中。我劝过他很多次，他都不听，所以我有点怀疑是弟弟心理出了问题。"

安娜听完她的讲述后，问道："你弟弟的写作水平很高吗？"

她回答道："不，弟弟就是市作协水平。这么多年了，也没见他出什么成果，但他就是自我感觉良好。"

安娜问："你弟弟有什么不良生理反应吗？比如在不写作的时候也胡言乱语，逻辑不清；又比如一天不写作，就焦躁得要命。"

她回答道："我弟弟还没到这种程度，在具体言行上，好像也没什么特别不正常的地方。"

安娜又问："他的生活来源呢？"

她回答道："我家条件较好，父母留下来的门市可以收租金，租金够用，而且他单身，没什么生活压力。"

安娜说："我初步分析，你弟弟有的不是心理问题，而是认知问题。但是如果不解决认知问题的话，今后他很可能会患上焦虑症之类的心理疾病。怎样解决呢？你需要在与他交流的时候，潜移默化，一步一步地击碎他的梦想。你要告诉他，不论是当作家，还是做其他工作，做到顶尖的都需要天赋。如果不是天赋异禀，那不妨分点精力出来，做点其他更有意义的事情。"

安娜建议她与弟弟进行一次深层次的沟通——他不结婚生子，也许还有其他问题。说不定他是在用写作来逃避某种现实。来访者想请安娜上门给弟弟进行心理疏导，但安娜拒绝了，因为心理医生一般不出诊——只有当患者自己想改变时，心理医生才能起到作用。

4."比惨"的三点注意事项

现在职场人压力巨大，人人都喊累。为缓解焦虑感，"比惨"有了市场。我房贷8 000元，你12 000元；我们夫妻只有一人失业，而你们两口子工作都丢了；我有一个小孩，你有两个小孩，所以你负担比我重。这样一比，人们会发现总有比自己更惨的人，自己就会觉得轻松许多。

不可否认的是，比惨能暂时缓解焦虑、保持内心平衡。但是，这样能解决根本问题吗？答案无疑是否定的。因为无论你怎样比，房贷依然在，压力依然大。那应该怎么办呢？比惨这种方法究竟能不能用呢？对此，笔者认为方法能用，但要注意三点：

第一，比惨只是"调味剂"，不能当"主食"。如果天天比惨，相当于对自己进行负面洗脑。如此比下去，就有了不上进的理由，人就会变得消极、颓废，甚至自暴自弃。

第二，比惨不能比出嫉妒心。我开水果店，亏本，对面的水果店好像比我亏得少，这怎么比惨？不行，我要污蔑他缺斤少两，我要造谣说他的苹果是药水泡过的……哈哈，他的生意差了，比我还差，我终于可以比惨了。如此比惨，会使自己的嫉妒心增强，最终可能会害了自己。

第三，要在比惨过程中寻找前进的动力。每天用电脑"爬格子"，我的视力下降了，我好惨。但是有人比我更惨，美国作家海伦·凯勒，她是盲人，而且还是一个聋哑人，可是她用坚强的意志克服困难，写出了《假如给我三天光明》这本名作。比惨要比出正能量，才能从根本上解决焦虑。当你重新找到工作，不愁房贷，不愁子女学费的时候，压力与焦虑自然就会解除。

5. 别过度抠细节

表弟约心理咨询师安娜喝茶，安娜心想，表弟事业心强，工作又忙，哪有空喝茶，肯定是有问题了。果不其然，坐下寒暄几句后，表弟说："姐，我心理出了问题，你帮我分析分析。"

原来，表弟的单位领导是个"细节派"，要求每个人都去读《细节决定成败》，还要写心得、搞演讲。与此同时，领导身体力行，拿着"显微镜"抓细节——送来的材料字体必须规范，标点必须正确，附表必须美观，不能出现一个错别字……表弟每次送材料给领导审查时，都忐忑不安，因为领导批评人的时候气势很大、声音很高，整栋楼都听得见。为了不挨领导批评，表弟写好材料后一遍又一遍地检查，生怕出半点差错。有时到了领导办公室门口，他都不敢进去，站在那里又要看上几遍，直到他感觉的确没有错误了，才敢敲门。领导看材料时，表弟便觉得很害怕，呼吸困难，倍感压抑，手心都开始出汗了，因此他怀疑自己可能是得了强迫症或恐惧症。

"你呀，准确地说，是得了焦虑症。材料反复检查几十遍，仍放不下心，这是典型的强迫性焦虑症的症状。怕做不好工作、怕见领导，这是权威恐惧症，也是焦虑症的一种。不过，你的症状不算严重，不用吃抗焦虑药品，改变认知即可。"

关于怎样改变认知，安娜谈了三点：

第一，注重细节没错，但要把握好度，为细节而细节，是本末倒置。以写材料为例，本、末分别是什么？本是文章通顺，有思想；末是标点符号、错别字、排版之类的细节。"大事不糊涂，小事不计较"，把这句话套在要递交的材料上，可设立"整体一流，细节不差"的标准来要求自己。如此，应能得到领导首肯。

第二，细节永无止境，人不可能做到绝对完美。杂志《咬文嚼字》上列举了一些大报纸包括错别字在内的诸多错误。这些大报社发行的报纸经过了多个流程，由多人审核，仍有错别字。所以一份材料，就算你检查几十遍，也不能保证完全没有错漏。

第三，尊敬领导不等于怕领导。如果领导要官威、抖威风，硬要对你的材料"鸡蛋里挑骨头"，你可以对领导说："我已经检查过几遍了，没有能力在细节上做到绝对完美，可否安排一个专门审核材料细节的工作人员？如果您觉得我不是码字的料，可以将我调整到其他工作岗位。"码字是辛苦活儿，单位上能写好材料的人不多，如果领导离不开你，见你硬起来，他就软了，下次批评你时他就会注意方法。另外，在个人提拔问题上，要调整心态，顺其自然，从而减少焦虑。

6. 构建内心的安全感

梦云最近很焦虑，因为她的婚姻亮起红灯，其原因不是出轨或性格不合，而是她大量买衣服，老公说她太物质。刚开始，只是小矛盾，架吵多了后，离婚就成了吵架内容。照这样发展下去，这个家庭肯定散伙。其实，梦云非常节约，她买的衣服都是打折款，一件只花一两百元甚至几十元，完全在经济承受范围内，但是她买得特别多，几个衣柜都装不下，连客厅的收纳箱也塞满了。就如老公所言，她买衣服不是为了穿，而是为了满足欲望。

老公说得没错，她的确有很强的购物欲。一旦不买，她就心里发慌。梦云是教师，教书育人，她懂得这些基本道理，但她就是控制不了自己。为了挽救家庭，她选择了求助心理咨询师。

心理咨询师请她讲讲她的原生家庭及成长经历。原来，梦云小时候家里特别穷，她上面还有两个哥哥和两个姐姐，从小到大她都是捡哥哥姐姐的衣服穿，自己从来没有穿过一件新衣服。为了跳出农村，她非常努力地学习，考上了免费师范生。

心理咨询师懂了，梦云的购物欲源于小时候物质生活的匮乏。她缺的不是衣服，而是安全感。她不是欲望太强，而是物质焦虑。反复购买衣服的行为是为了缓解这种焦虑。心理咨询师建议她将老公叫来，两口子一起接受心理咨询，先稳住情感及家庭，争取老公的理解、包容和谅解，循序渐进地构建情感上的安全感，再从根本上建设自身内心的安全感，从而解决焦虑问题。

7. 运用"二八原理"抓主要矛盾

一个单位，特别是行政单位，80%的工作绩效是由20%的人员完成的。这20%的人员是中层干部，是业务骨干，或者是好学上进者。80%的人员除了各种保障人员和一般配合者，还包括旁观者、偷懒者、有关系者，甚至还包括发牢骚的人员。当领导的如果分不清轻重缓急，眉毛胡子一把抓，工作就会乱糟糟。"二八原理"是高超的领导艺术，是抓住事物主要矛盾的工作方法。

"二八原理"不仅适用于单位管理，也适用于个人。将80%的精力花在20%的事情上，这20%往往能产生关键效益，成为你的特长与人生标签，还能带动其余80%事情的发展。如果不讲重点，什么都想学，什么都要精，什么事都想办好，就会掉入完美主义的陷阱。须知，完美主义思维模式很容易引发焦虑。

8. 洗脑与负罪感

闺蜜找到安娜，说："你帮帮我，我女儿出问题了。"安娜叫她别急，慢慢说。闺蜜的女儿是高中生，就读于本市最出名的私立学校。学校实行的是应试教育，一切围绕分数展开：老师的收入与学生的分数挂钩。成绩好的学生会获得高额奖学金；成绩差的学生每年都要交几万元的学费。每次月考结束，成绩好的可以优先选座位，成绩差的只能坐教室后面……

为了提高成绩，学校有一套"洗脑机制"：清晨起床后，去操场跑步，集体喊口号。教学楼走廊上贴着写有"拼过高富帅、战胜富二代""天王盖地虎，要上985；宝塔镇河妖，只读211"等内容的标语。进了教室，每个人的目标都很明确，高考要考多少分、要上什么学校等。老师，特别是班主任，更是专业的"洗脑大师"，每天一套说辞，这让学生们一停下来休息，便会产生负罪感。弦绷得太紧，有些心理素质差的学生就出问题了。闺蜜的女儿就是其中之一。闺蜜的女儿入睡越来越困难，而且一定会做梦，还经常梦见考试。直到有一天，闺蜜的女儿对她说："妈妈，我不想读书了，我能休学吗？"

安娜想了想，说："你的女儿出事了，我义不容辞，但我直接去，效果不一定好，不如这样，你先试着解决一下，不行的话，我再跟你女儿交流。"

安娜分析，所谓的负罪感就是一个人在潜意识里认为自己做错了事情，或者做了不该做的事情，从而产生自责和内疚的心理。负罪感会产生负面情绪，导致不良心理反应。安娜认为，不能过度指责老师，因为高中阶段是一个人重要的成长时期，培养抗压能力是每个学生都要过的坎。现在重点是要提高孩子的心理调节能力。

安娜向闺蜜提了几点建议：第一，以生病为名，给女儿请一个星期的假，让她回家休养。这期间，不要学习，让她的头脑彻底放松。可以对女儿说，耽误一星期课程，等状态好了，是能补回来的。第二，引导女儿建立容错机制，允许自己犯错误，也允许自己休息或者玩耍，做到有张有弛、劳逸结合。第三，建立反洗脑机制，让女儿认识到老师讲的没错，好好学习是应该的，但她要更聪明、更健康地学习。容错机制与反洗脑机制不是口头说说，而是要以潜移默化的方式建立在女儿的潜意识之中。第四，调整目标，减轻压力。目标别设置得太高，做到既要跳一跳，又要摸得到。像闺蜜女儿这种情况，就先把目标设得低一些，如超过目标就给她奖励，让她高兴一下。

9. 不妨来点"阿Q精神"

鲁迅笔下的阿Q人物个性鲜明，善于投机、欺软怕硬、泼皮耍赖，这些均不可取，但他的精神胜利法从心理健康的角度来看，还是值得肯定的。

阿Q与人打架吃了亏，心里想："总算被儿子打了，现在的世界真不像样，儿子居然打起老子来了。"于是他心满意足，俨然一个胜利者。

负面情绪总要有出口，不然积压在心中，就会产生不良的心理反应。有人被别人打了，既没有力量讨回公道，又不懂得心理调适，极易受到二次伤害——被打的情节老是闪回，每回忆一次，他心里就痛一次，于是形成了一种焦虑症，就是前文所讲的创伤后应激障碍。

有人说："被人打了，肯定要打回来，这才叫勇敢。"但其实，真正的勇敢，是在面对惨淡人生和淋漓鲜血之后，还能调整好心理状态，还能有东山再起的机会。阿Q的精神胜利法虽然谈不上多勇敢，但至少能使自己活下去。

10. 用力过猛走不远

人生是长途旅行，而不是百米冲刺。在每一件事情上，你都用尽全力，用百米冲刺的速度去跑，你能持续多久？现在社会竞争激烈，"要努力、要拼命"成为许多人的口头禅。努力没有错，但一定要努力到拼命的程度吗？动不动就拼命，你有几条命？

就算你拼命，做到了竭尽全力，结果就一定好吗？耶基斯-多德森定律指出了动机强度与工作效率之间的关系是呈倒U型曲线的。也就是说，并非动机越强、用力越猛，效率就越高，而是当动机恰当、用力适当时，才能事半功倍。

动不动就用力过猛的人，大多急功近利，他们总是想来一场"闪电战"，创造人生奇迹，而结果往往是他们想要的奇迹没有出现，但焦虑情绪或焦虑症却悄然到来。

11. 为子女操心要有边界

前一段时间，网上有个帖子火了。大意是说儿子想要母亲出钱，在大城市里帮自己买房，母亲拒绝了他，并写了一封信，说买房必须靠他自己。

这本来是一件平常的事情，为什么会引起大家的强烈关注呢？因为在许多中国人的传统观念中，孩子一生下来，当父母的就要操一辈子心。孩子小的时候，父母抱在手里怕掉了，含在嘴里怕化了。孩子长大了，面临成家，父母要替孩子准备新房，或者准备彩礼。等有了孙子，孩子的父母去带，天经地义……

付出不一定需要回报，旧的理念确实应该调整。孩子到了18岁，父母的法定义务便尽完了。如果孩子还在读书，父母承担费用是理所当然的，因为一边打工，一边读书，总体来说不太现实。长大后要买房，自己没那个能力，可以向父母借钱，要打借条。孙子父母可以帮着带，但子女应该唱主角，因为他们才是监护人。总的来说，为子女操心要有度，要有边界感。

儿孙自有儿孙福，要相信他们的自我创造能力，千万别大包大揽。请记住，人生是自己的，要为自己而活，不要完全为子女而活。从心理健康的角度来说，如果你什么都操心，一旦过度了，焦虑症也许就会找上门来。

12. 自我实现需要打好基础

高超是理科生，但自从上大学后，他对人类起源产生了浓厚的兴趣，相较达尔文进化论，他更相信人类来源于太空。大学毕业后，他没有去找工作，而是在家里研究，他想找到人类来自太空的证据，然后写出一本轰动世界、改变人类历史及认知的巨著。

许多人都劝他放弃这种不切实际的理想。他反驳说，在马斯洛需求层次理论中，最高层次的需求是实现自我价值，为了满足最高层次的需求，他可以不要那些低层次的需求。也许在他眼中，许多人都是凡夫俗子，不值得对这些人解释过多。来劝他的人碰了钉子，时间长了，就没有人再来劝了。也许，别人已经把他当成不正常的人来看待了。在他大学毕业后整整十年间，他都靠父母的退休金维持着生活，但有一天父母病了、去世了，他便没了生活来源。

当没有钱买米的时候，他才知道世界是物质的，这时才发觉自己已经与社会严重脱节，毕业十年，除了有一番不被别人承认的理论，他一无所长。这十年间，他完全沉迷于自己的理论世界，社交活动几乎为零，这个时候，没有亲戚朋友和同学可以帮他一把。但是一旦出去工作，自己的理论研究就要中断，他不甘心自己这么多年的心血就这样付诸东流。

高超在理想与现实间徘徊、纠结，最终感到焦虑。现在的他，要么改变，要么毁灭。在人生道路上，提升自己、超越梦想、实现自我价值，这没有错，但是这需要一定的经济基础。如果一个人在饥肠辘辘的时候，就去追求自我价值与精神超越，反而会出现问题。

马斯洛曾经说过一段话："追求自我实现的内部倾向，不像动物的本能那样强大有力且显而易见。它如此微小、脆弱、微妙，以至于很容易被习惯、文化压力和错误态度压倒。"这句话好像在说，梦想一旦走进现实，就会被残酷的现实击倒。

在人类历史上，有些人为了实现自我价值，不惜牺牲一切，比如"长太息以掩涕兮，哀民生之多艰"的屈原和"我自横刀向天笑，去留肝胆两昆仑"的谭嗣同。但纵观历史长河，这样的人是极少数的。我们绝大多数都是普通人，普通人就该有普通人的生活，我们要先考虑柴米油盐酱醋茶，再去实现自我价值。

第十八章　改善睡眠
——修补抗焦虑助力器

1. 了解睡眠相关知识很重要

欧阳军是私企工程师，工作认真负责，非常敬业，除了在公司"996"，还经常将工作带回家。一分耕耘，一分收获。欧阳军三十出头，就成了公司重大科研项目负责人。就在事业发展顺利之际，欧阳军的睡眠状况却每况愈下。刚开始，他没当回事，晚上没睡好，第二天仍强打精神工作。可是时间长了，睡眠不足引起头昏脑涨，工作效率急剧降低。是不是工作太累了？他给自己减了工作量，但仍没有效果。为了入睡，他数数、数羊、听催眠曲，凡是能想到的，他都试了，但就是没效果。发展到后来，他一想到睡眠问题心里就焦躁，用他自己的话说，"看见床都怕"。

既然其他方式不行，那就到医院，买安眠药，总能解决问题吧。欧阳军来到医院神经内科，在医生的建议下，又转诊心理科。经过一系列检查，他被诊断为轻度焦虑症。他不解，自己积极进取，性格也不是很内向，怎么同焦虑症扯上了关系？为治病，他接受了心理咨询。

心理咨询师告诉他，长期失眠容易诱发焦虑症，因为没有得到良好的休息，也就没有良好的情绪，心理疾病就容易找上门来。同时，有了轻度焦虑症状后，对睡眠又特别敏感，于是就形成了越想睡、越焦虑、越睡不着的恶性循环。

心理咨询讲究"一把钥匙开一把锁"。欧阳军是知识分子，从事的又是科研工作，心理咨询师在与他交流时，采用了带有科学色彩的话术。心理咨询师说："一个多世纪以来，科学家观察到睡眠障碍与焦虑症之间存在紧密相关性。此相关性，正如加州大学伯克利分校神经科学与心理学教授马修·沃克所言，'我们发现了深度睡眠有一种新的功能，在一夜之间可以通过重组大脑的连接来减轻焦虑'。深度睡眠是一种天然的抗焦虑药，也是一种天然的非药物疗法。"

见欧阳军听得认真，心理咨询师知道交流方向是正确的，于是接着说："通过功能性磁共振成像技术和多导睡眠监测仪进行监测，研究人员发现，经过一个不眠之夜，大脑磁共振成像扫描显示，参加测试的人员的内侧前额叶皮层的活跃度明显降低，而这一脑区通常负责控制焦虑的程度。相反，他们的大脑深部控制情感的区域则表现得过于活跃。打个比方，一旦缺少睡眠，大脑的情感'油门'会大开，而'刹车'却坏了。而参加测试的人员美美地睡一觉后，通过脑电波测量，他们的焦虑水平明显下降了。"

通过交流，心理咨询师了解到，欧阳军除了缺乏与焦虑症相关的心理学知识，还缺乏科学睡眠常识。他没有认识到良好的睡眠对于心理、生活和工作的重要意义，一旦工作忙起来，常常加班到凌晨四五点，稍微睡一会儿，就又起床。他的睡眠环境不好，手机放在枕头上，笔记本电脑开着机放在身边。此时，他的睡眠障碍已经比较严重了，他却不懂治本之道，认为吃安眠药就能解决一切问题。

心理咨询师对欧阳军说："了解睡眠知识，对疗愈焦虑症非常重要且非常必要。除了听我讲，我还建议你看看相关图书，用科学的力量战胜睡眠障碍，提高心理调适能力。"

焦虑症患者，大多有入睡困难、睡眠浅、易醒、多梦等睡眠障碍，通常会向心理咨询师主诉睡眠状况非常差。而这些患者大多像欧阳军一样，不了解焦虑与睡眠的关系，对科学睡眠无正确认知。因此，下文将从多角度对睡眠障碍的相关知识进行介绍。

2. 失眠可怕吗

在某医院心理科，一名焦虑症患者说自己睡眠不好，医生推荐他用物理疗法进行治疗。其实这位患者的经济条件还不错，但他仍然觉得太贵了。医生只好说，物理治疗的效果挺不错的，需要的时候可以来体验一下。

心理科医生见惯了这样的失眠患者。这位焦虑症患者虽然有失眠症状，但是还没有到达无法忍受的地步。在这里出一道单项选择题，三天不吃饭与三天不睡觉，你会如何选择？如果你曾经被失眠折磨，你肯定会选择三天不吃饭。有一名失眠患者说，三天不睡觉的感觉非常恐怖，它会使人崩溃。没有经历过的人是体会不到的，经历过的人，也难以用准确的文字来形容这种感觉。这些似乎都在说明失眠很可怕。失眠确实很可怕，但是如果你看透了睡眠的本质，掌握了睡眠的规律，学会自我放松与调节，它便不会出现。

如果你已经患有失眠，并且感到痛苦不堪了，那么现在你要做的，就是及时止损、亡羊补牢，尽量使自己放松下来，理顺各种关系。请记住，失眠虽然可怕，但并非绝症，完全可以自愈或治愈。

3. 焦虑是睡眠的天敌

焦虑症的特点是无中生有、自寻烦恼、自找压力，只要有一点触发因素，患者就能在想象中将后果扩大若干倍。其思绪停不下来，想的东西多了，睡意自然也就少了。

小张是一名轻度焦虑症患者，他刚开始只是偶尔失眠，在床上辗转反侧，思考各种各样还未发生的事情。按此思维模式，他越想越复杂，就再也睡不着了。其实小张只是患有轻度焦虑症，如果他有心理学知识，了解了焦虑与睡眠是怎么回事，他完全可以自我疗愈。

需要指出的是，影响我们睡眠的因素除了焦虑、抑郁等精神问题，还有身体不适、睡眠环境不佳、睡眠心态不良等其他因素。但在这些因素中，焦虑的影响力占首位，因为焦虑与失眠相叠加，会恶性循环、加重病情。

4. 短睡眠不妨碍健康

大多数人的睡眠以6—8个小时为宜，但个别短睡眠者一天只睡四五个小时，仍然精力充沛。拿破仑就是短睡眠者，他一天只睡3个小时，等到别人起床的时候，他已经处理了许多公务。也许，睡眠短、工作时间长，正是拿破仑取得成功的原因之一。

除此之外，还有睡眠更短的人。中央电视台纪录频道曾播出一个节目，节目讲的是一个农民，几十年来从没有睡过觉，一天到晚干农活，身体很硬朗。科研人员对他的生活习惯进行了研究，发现他清晨3—6点时，一般在田地里干活。经设备检测，他会一边挖土（或者干其他农活），一边进入浅睡眠状态。也就是说，这个农民并非从不睡觉，只不过他是一个短睡眠者，并且他的睡眠较浅，属于浅睡眠。

睡多长时间才算健康呢？这个问题的答案因人而异，没有定论。再说，睡眠时间与睡眠质量并不成正比。有的人睡了8个小时，起床后仍感到疲惫；有的人只睡4个小时，起床后却精神饱满。当自己的睡眠时间不足6个小时的时候，要客观冷静地分析，看看自己究竟是患了失眠症，还是天生就是一个短睡眠者。

5. 储备式睡眠不可取

当今社会竞争压力大，特别是在互联网行业，忙起来的时候，有人甚至要加班加点到凌晨。身体长时间高负荷运转，睡眠肯定不足，有的人只好利用周末时间补觉。

小赵是一名网络工程师。一到了周末，他就拔掉电话线，关掉手机，持续睡上十几个小时。在他看来，平时睡眠不够，周末补觉是理所当然的。

睡眠专家提醒，周末可以补觉，但要把握好度。如果平时一天只睡5个小时，周末却用10个小时来补觉，就会得不偿失，因为储备式睡眠打破了规律，会导致人的体力透支、免疫力下降，还容易引起心脏病、糖尿病等各种慢性疾病。

不论是储备式睡眠，还是长时间睡眠不足，都会对人体造成极大的伤害。认识和把握睡眠规律、保证相对固定的作息时间、兼顾事业与健康，才是智慧之道。

6. 别追求完美的睡眠

有部分焦虑症患者有完美主义人格特征，他们对待睡眠非常严苛，一旦睡眠时间、睡眠环境与期待的不符，他们就可能出现失眠症状。

刘安就是一个完美主义者，她的睡眠要求是每天要睡足8个小时，要在晚上10点前睡，且必须睡在自己家的床上。如果有一天，她没睡足8个小时，或是出差睡酒店的床，起床之后她就会没精打采。对睡眠要求过高也为她带来了烦恼。在睡眠问题上，越是追求完美，越达不到完美；越是害怕失眠，越会失眠。如果你因失眠感到焦虑，那么你会越来越焦虑。

果不其然，刘安出于某种原因，必须换一份工作。换到了这个新岗位后，刘安出差的时候变多了。除了住酒店，她的作息时间也得不到保障。因此，她的睡眠状况越来越差，工作效率也越来越低，她陷入了失眠——焦虑——再失眠——越发焦虑的恶性循环。好在经理看出了她的异样，叫她去医院检查，诊断结果是，她患了轻度焦虑症。

刘安接受了心理咨询。心理咨询师找到症结后告诉她，世界上没有完美的东西，包括睡眠，唯有改变认知，才能拥有健康与幸福。

7. 纠结于安眠药

失眠的人在是否服用安眠药的问题上，普遍都会纠结，其原因是害怕药物成瘾。婉君有睡眠障碍，她到家附近的小医院找内科医生看病。内科医生给她开了安眠药。婉君问："不会成瘾吧？"内科医生回答："这是第三代安眠药，不会成瘾。"

婉君服了安眠药之后，能睡着了，但清晨起床后，她的头脑却没有舒服的感觉。她上网去查，得知服用安眠药后的睡眠质量不能与正常的睡眠质量相提并论，而且服用安眠药时间长了，会改变人脑的海马体和脑波，有一定的副作用。至于是否成瘾，网上的主流观点是，不论安眠药多么先进，都有一定的成瘾性，即使不是药物成瘾，也会产生心瘾。

安眠药不能吃了，婉君经人指点，来到了医院心理科。心理科医生对她进行了一系列检查，然后告诉她，她患的不是神经衰弱，而是轻度焦虑症。医生说，他开的西药是抗焦虑的，中药是养阴镇静的，没有开安眠药。对于焦虑症患者，只要消除焦虑，他们的睡眠自然就好了，这叫擒贼先擒王。

婉君对心理科医生讲了自己对于安眠药的纠结。医生告诉她，对于相对严重的焦虑症患者，他也会开安眠药，因为他们的失眠情况太严重，必须强制睡眠。安眠药是有危害的，但是长时间不睡觉对人体的危害更大，两害相权取其轻。当病人状况有所好转时，就要引导病人甩掉安眠药。所以，是否服用安眠药，要视具体情况而定，不能一概而论。

心理科医生最后叮嘱她，作为焦虑症患者，不要想得太多，在是否服安眠药的问题上，听医生的就行了。反复纠结、怕这怕那，对病情只会有害无益。

8. 梦的解析

清晨，一名高中生对爸爸说，昨天晚上他一直做梦，没有休息好，可能会影响今天的学习状态。爸爸对他说，睡眠本来就是由梦组成的，每天晚上做四五个梦，很正常，不要想太多。这位爸爸的说法是正确的，每天晚上我们都会做梦，只是有的梦记得，有的梦记不得。记得梦的内容，并不代表没有休息好。

有两种情况的梦需要引起重视：一是做噩梦，常常把自己吓醒。二是在一段时间内，老是做相同的梦。梦是潜意识的反应，老是做噩梦，说明你心灵深处有担心的东西，你已经感到焦虑；老是做相同的梦，说明你内心深处执念太深，或者说你心里有什么疙瘩没有解开，长期执着与压抑，容易引起心理疾病。一旦你出现这两种情况，就建议去找心理咨询师聊聊。

也许有人会说："人们都想好梦连连，如果我每天做好梦，比如梦见每次买彩票都中500万元，这可以吧？"其实，好梦做得太多、太频繁，就说明你潜意识深处总是渴望得到什么东西，这也并非什么好事。往小里说，是你的观念没有理顺；往大里说，也许是你有心理障碍，或者过度沉浸在白日梦和幻想里。

9. 睡眠是人生问题

网上介绍有关睡眠的知识，大多是从技巧角度讲的，诸如睡前不要看电视、不要把电器带进卧室、要喝一杯牛奶等。这些讲法不错，但都属于"术"，而从人生角度看待睡眠，才是解决根本问题的"道"。有一句很经典的话叫"睡眠先睡心"，只要"心"的问题解决了，"身"就不是问题。"心"是什么？是人生观、人生态度、思维模式、文化知识等。

为什么说睡眠是人生问题？假如你贪污受贿，随时会被宣布"双规"。一想到多年奋斗即将毁于一旦，你还会睡得着吗？假如你相信"人在做天在看""举头三尺有神明"，一直清正廉洁，从不违规违纪，你肯定睡得安稳。睡眠的本质，是在意识层面停止思维活动。你不停地想问题，当然睡不着。所以，解决人生问题才是治疗睡眠障碍的关键。

也许有会说："我现在看见床都怕，我最需要的是入睡，哪有闲心和你谈人生？"你看见床都怕，说明已伤睡眠"元气"，也许靠个人力量一时半会儿难以恢复。睡眠问题拖不起，你现在要做的，是去医院寻求医生的帮助，必要时强制睡眠。去医院、找医生只是外在疗法，加强人生修养、解开思想疙瘩才是根本方法。所以，你要想从根本上解决问题，或者住院治疗后不再复发，还得"聊透人生悟焦虑"。

10. 真正的出家人不会失眠

随着社会越来越商业化，寺庙多少受到了影响。如果一个和尚，因为近期香客少，收入受到影响，就焦虑、难受、失眠，那这个和尚，即使穿上袈裟剃了度，也不是真正的出家人。

真正的出家人，能抛开世俗的一切，视金钱如无物，视美女为施主，对财色一概不动心。虽然世界是物质的，但对于出家人来说，就算没有粮食了，还可以四处化缘。再说，出家人的世界观，可跟世俗之人不一样。

小和尚问方丈："何为佛？"方丈说："该吃饭吃饭，该睡觉睡觉，就是佛。"我们世俗之人，不知佛为何物，在吃饭或睡觉时，老是东想西想。究其原因，是我们欲望太强，没有真正做到放下。信佛教，清心寡欲，是不是太消极了？这问题见仁见智。但在你焦虑失眠的时候，学会主动放下，这对你有益无害。

11. 想象自己是头猪

赵女士体形瘦弱，是一位理工科博士，在某科研所工作。近段时间，她因睡眠问题产生了烦恼，以前10分钟就睡着了，现在要1—2个小时才能入睡。她试着自己调整，比如减轻工作压力、加强锻炼等，但效果不是很理想。毕竟是高级知识分子，她没有考虑吃安眠药，而是在问题不算严重时就去寻求心理咨询师的帮助。在安娜的咨询室，赵女士详细介绍了自己的原生家庭、成长经历、性格特点、生活习惯。安娜听了1个小时，大致找到了原因。

赵女士的父母也是知识分子，他们生活态度严谨、要求完美，在她小的时候就向她灌输了"做事情要一丝不苟、善始善终"的观念。学习上的要求暂且不提，在生活上，从赵女士有记忆开始，她的卧室就必须保持整洁，不能有多余的杂物，东西必须摆放得到位。参加工作后，赵女士独自生活，多年的习惯使她把寝室收拾得一尘不染。

安娜建议她从今天开始，故意把卧室弄乱点，比如往床上放一些不穿的衣服，而且不要叠。赵女士不解，说："衣服乱扔，卧室会乱糟糟的，像'猪窝'。"安娜解释："猪在猪圈里吃得饱、想得少、睡得香、长得胖，而你就是'人'的东西太多，'猪'的东西太少。你这么瘦，一看就知道你饭量不大。科研工作必须想得多，必须保持严谨的态度，你的工作性质不能改变，但我建议你在生活上可以作出一些改变。上班期间，你神经紧绷，回到卧室，你的潜意识仍没有放松，过于紧张就会影响睡眠。现在你就故意将卧室弄得凌乱，并暗示自己这是'猪圈'，我就是头'猪'——'只知傻吃傻睡的猪'。动物不会失眠，只有人才会失眠。以猪举例，只是我的随口之言，因为你说卧室乱得像'猪窝'，可是猪睡得很好。"

赵女士仿佛悟到了什么，她按安娜所言，弄乱卧室，并在睡之前想象自己是头猪，果真如愿很快入睡了。

12. 催眠有用吗

难以入睡的话，催眠会有用吗？会，至少会对一部分人有用。

催眠其实是一种暗示：暗示自己放松，暗示自己睡觉。

以下是一种常用的催眠方式：

上床后，平躺，适当放缓呼吸……意念在头部，头部放松放松，告诉自己"睡吧睡吧"……意念在颈部，颈部放松放松，告诉自己"睡吧睡吧"……意念在后背，后背放松放松，告诉自己"睡吧睡吧"……意念在手部，手部放松放松，告诉自己"睡吧睡吧"……意念在腹部，腹部放松放松，告诉自己"睡吧睡吧"……就这样，从上到下，一直放松到脚尖。如果一遍不行，就从头到脚，再来一遍，一直到睡着为止。

可以看出，催眠是将意念集中在身体的某个部位，让自己不去思考，引导自己进入睡眠状态。有些睡眠小技巧，比如数数、数羊，其实道理和催眠差不多，都是让自己停止思考。

停止思考，是睡眠的关键。如果你紧张过度、焦虑过重、压力过大，催眠就不起作用。如果你是中重症睡眠障碍患者，脑子里总是反复思考无法入睡的后果，甚至看见床就开始感到恐惧，那催眠也就不起作用了，你需要到正规医院接受专业治疗。

日出而作，日落而息，这是千万年来人类的生活规律，只是到了近几百年，事情发生了变化。我们可以看到，这几百年来，科技在不断进步，社会竞争也日益激烈，但与此同时，失眠人口的比例也在逐渐增大。这说明睡眠是时代问题、社会问题、"三观"问题。如果你只想靠催眠而"息"，那就说明你的内心深处有些观念还没理顺，你需要对自己的心灵进行疗愈。

13. 不要太在意睡眠环境

有些人对睡眠环境要求特别高：附近不能有任何声响，窗帘必须加厚，卧室内所有电子产品必须清除，墙上不能贴明星海报，在屋内必须放精油……如果其中有一样没做到，就会睡不好。还有些人认床，出差在外一定会睡不好。认床是一种不良暗示，是对卧室环境要求高的表现之一。

守卫铁路桥梁，是武警战士的执勤任务之一。有的执勤点的"卧室"就在铁轨下方，每隔20分钟，就有一趟火车轰隆隆地从上面开过。这样的就寝环境可谓差到极致。新兵来了后，刚开始几天会有些不适应，后来就一切正常了。武警战士年轻，在部队期间没负担，也想得少，而且他们天天训练，就算睡眠环境差点，也不是问题。战争年代，战士们在阵地上不眠不休两三天，生死攸关，他们的精神一直处于高度紧张的状态。在敌人被打下去后，战场暂时平静，有的战士伏在战壕里不到30秒就能睡着。

以上例子说明，失眠从本质上讲是心态问题，是在意识层面不能停止思考引起的。所以，就睡眠障碍而言，理顺"三观"、改变心态，是抓事物的主要矛盾；至于室内外的睡眠环境，那只是次要矛盾。

14. 非心态性睡眠障碍

大多数睡眠障碍是心态问题，只要调整"三观"，提高认知能力，构建起自己与世界的和谐关系，患者通常能自愈。有些睡眠障碍是身体疾病造成的，比如疼痛难忍时，睡不着很正常。这类睡眠障碍不是本书探讨的重点。还有少部分睡眠障碍既非心态问题，也非生理疼痛引起的，而是特殊的睡眠障碍，主要分为以下几类。

一是睡眠性瘫痪，俗称"鬼压床"。有患者描述，他的四周一片漆黑、万籁俱静，他迷迷糊糊地醒来，感觉自己的胸口堵得慌，好像有千斤重物压在胸部。他的周围有一点亮光，在朦朦胧胧中他看见床头站着一个人，人影突然消失得无影无踪，于是他瞬间感到慌张、害怕、浑身无力，他动弹不得、呼吸急促，身陷炼狱般焦虑，还有死亡即将来临的恐惧。直到很多天后，他仍有劫后余生的感觉。

二是睡前幻觉。有的人口口声声说，自己遇到了外星人，而且还和外星人发生了故事。为什么60%的外星人事件都是在睡前发生的呢？有心理学家指出，这也许是睡前幻觉。这种幻觉大多出现在睡眠的初始阶段，会非常逼真，让人真假难辨。至于幻觉的内容，则多种多样，遭遇外星人只是其中之一。

三是梦游症。关于梦游症的现象和症状，许多人都知道，这里不再多讲。但笔者要指出一点，就是大多数梦游者的行为是简单、单调、安全的，只有少部分梦游者的行为非常复杂，甚至具有危险性，还可能造成严重后果。

四是反复做噩梦。如果这一段时间内，你反复做同样的噩梦，经常把自己吓醒，那就是你的潜意识出了问题，必须引起高度重视。

以上非心态性睡眠障碍，一般不能够自我调整修正。如果你出现了以上症状，建议你到正规的专科医院进行治疗，或者求助心理咨询师。

第十九章　修正"三观"

——选择不焦虑的人生

1. 需要层次理论与焦虑

著名心理学家马斯洛将人的需求分为五个层次，即生理需求、安全需求、归属与爱的需求、尊重需求和自我价值实现需求。通常情况下，低层次的需求实现后，就会产生高层次的需求。

蛮荒时期，原始人茹毛饮血，最大的愿望是填饱肚子，让自己活下去。他们的需求以生理需求为主，兼具安全需求。他们为是否有食物和捕猎时是否安全而感到焦虑，至于归属与尊重需求，则基本上不加以考虑。至于自我价值，那时的人类还没有这个概念。

几百万年过去了，人类建立了高度文明的社会。当今中国已经全面建成小康社会，政通人和，人民安居乐业，人人有饭吃、有衣服穿，还能到处旅游，社会安全稳定。人们感到焦虑的，不再是低层次的生理与安全需求，而是社会影响、情感满足、自我价值实现等中高层次的需求。

天下本无事，庸人自扰之，绝大多数焦虑都是人自己想象出来的。为什么会想象出焦虑呢？是你觉得自己混得不好，或者害怕混得不好；是你认为自己钱少，没实现财务自由，或者害怕钱少，别人看不起你；是你已经干得很好了，但你仍然自责，因为还有人比你干得更好……

其实，在低层次的需求得到满足后，人就能快乐地活下去。在有饭吃、有衣穿、有房住，早就实现"两不愁三保障"的情况下，你仍然感到焦虑不堪，那么可能是你的"认知"出了问题。

2. 树"三观"不仅是口号

仅从心理健康角度讲，一个人之所以患上焦虑症，是因为认知出了问题。这里的认知，是指对人生意义、存在价值的理解，以及对自己与社会、与世界的关系的理解。这些理解，就是我们常说的"三观"。

在"三观"中，人生观是根本，它决定了价值观与世界观。如果人生观出了问题，患焦虑症的概率就会增大。比如你的人生观是当大官、发大财，但当大官除自己努力以外，还需要一定的条件和机遇；发大财也差不多，存在诸多偶然因素。如果你的才华支撑不起你的野心，你也从不调整自己的人生观，那你感到焦虑的可能性就会更大一些。

人们常说："淡泊明志、宁静致远。"淡泊，是宽广的胸怀与崇高的境界；宁静，是内心的安全、安稳、安定。树立正确的"三观"不仅是口号，更是保证心理健康的关键。"三观"是很难被改变的，但如果你患了焦虑症，改变又是必需的。如果你能在焦虑指数还没有达到焦虑症的程度时，就及时调整了"三观"，那就可以说你的决定是非常明智的。

3. 人生是一个过程

一株草，春天生长，夏天茂盛，秋天枯萎，冬天就什么都没有了。草的四季，一如人生四季。小时候在父母的呵护下，你忙着读书、学知识、考大学；参加工作后，你忙着挣钱、结婚、生子、养家；到了中年，你上有老、下有小，依然忙忙碌碌；退休后，你帮着带孙子，孙子长大成人，而你也要不久于人世。这是生命的轨迹，大多数人都是这样度过自己的一生的。

人生的过程，看起来平凡，甚至有些乏味，但它遵循的是客观规律，人人都无法逃脱。只有让思维站在高处，接受人生的过程，你的内心才会感到平静，因为你懂得一个道理——人生就是过日子。有人说："我知道人生是一个过程，但是我要在过程中追求成功与幸福。"从心理健康的角度来看，内心平和不焦虑，就是最大的成功与幸福。

如果你已经接受人生是一个过程，那就请把握过程中的大趋势，不要为过程中的一些小事而斤斤计较、患得患失、焦虑不安。什么是小事？不涉及生死的事，就都是小事。

4. 人生是一场单程旅行

人生是一场单程旅行，我们要高高兴兴地来、高高兴兴地走。

一个人自由行，慢悠悠地深度游，虽然看到的风景少，但也可以非常享受。因为，快乐是自己内心的感受，一个人是否快乐，只有自己知道。

人是来旅行的，不是来工作的。我们工作的目的之一是在旅行中吃好点、住好点，但旅行的真谛是使自己快乐。对于工作，大家努力就好，别太拼命。做好自己，不要与别人攀比。如果我们把这些都想通了，自然就不会感到焦虑了。

5. 大众评判是一张焦虑的网

大众评判是一张焦虑的网，而你却在网中央。大多数人的价值观不能跳出大众评判标准，人们在标准里挣扎，焦虑不堪。功利性较强、唯结果论的大众评判标准，在促使人类追求进步的同时，也在泯灭人类的个性，催生焦虑群体。许多人为了适应大众评判标准，只知冲刺，却不懂得停下来休息；只踩油门，不懂得及时刹车，其结果要么是身心疲惫、焦虑不安，要么是车毁人亡、一切皆空。

《乌合之众》认为，人在群体中容易丧失理性，成为一群不会思考、没有见解的乌合之众。正确分析和看待大众评判标准，并将自身情况与大众评判标准相融合，作出恰如其分的人生选择，这是避免焦虑的途径之一。个人要作好社会性与自我底线选择的理性建设。如果你能够更懂你自己，焦虑就不会找上你。

6. 建立自我评判标准

在安娜的咨询室里，刘东说他很焦虑，尽管他已经非常努力了，但是领导还是老批评他。他自认在单位的能力不是最差的，也有编制，不是临时工。而且和他同批参加工作的，也并非个个都当了官。安娜说："你生活在社会大众评判标准中，生活在别人的眼光里，你应该知道自己存在的意义和价值，应该建立自己的评判标准……"

对于怎样建立个人评判标准，安娜给出了三点建议：第一，看看《人类简史》《未来简史》等书，知道人类从哪里来、会到哪里去，构建和巩固自己的世界观。第二，结合自己的实际情况，思考自己的人生该是什么样子的，构建自己的价值体系。第三，对于工作，能够做到问心无愧就行了。遇见经常批评你的领导，如果他是善意的，就与他好好沟通；如果他并非善意的，你就默默注意自己的工作方法。

7. 你能改变什么

少年时，我们斗志昂扬，放飞梦想，口口声声说要改变世界；青年时，我们怀揣理想，大声疾呼，我们要改变社会；参加工作后，看见单位人浮于事，一心想要改变单位；到后来，我们知道自己平凡，世界、社会、单位，任何一个我们都改变不了，我们唯一能改变的就是自己。你要有这种觉悟也不错，因为你懂得对自己进行心理调适。

其实，你不必如此悲观。你虽然不能改变世界、社会、单位，但你可以用实际行动影响他人，比如你的配偶、子女。如果你的行动能够促使你的配偶与子女往好的方向发展，那么你也非常了不起，这是你人生的成功。至于改变世界和社会，那是伟人要做的事情；改变单位，那是领导要考虑的事情。作为普通人，做好自己该做的事情，焦虑就不会困扰你。

8. 幻想自己是伟人

"医生，有人在背后议论我，说我神经有问题……为这事，我有些烦……"上午刚上班，心理咨询师安娜的咨询室就迎来了一位访客王兵。

从读初中开始，王兵就若干次想象自己是伟人：他站在历史的十字路口，横刀立马，指点江山，立志要改变国家乃至人类的命运。近年来，病情加剧，只要有一点触发因素，比如看见国家领导人的新闻，他就会浮想联翩。他还会自言自语，在没人的时候，还会说出声来，比如像伟人那样进行演讲、部署重大决策等。他的行为被同事们认为有问题。有个老大姐出于好心，对他旁敲侧击地提醒，叫他注意一点。

安娜问："你把自己想象为伟人，你能得到快乐吗？"

王兵回答："也许能满足我的心理需要，能给我带来暂时的快乐，但是我知道，这仅仅是幻想，永远不可能成为现实。"

"也就是说，你沉浸于想象中，就像看相声那样，是一种娱乐方式，对吧？"

"差不多吧。"王兵说，"但是这些年有些过度了，我一天要幻想好多次，有时一边工作，一边幻想，还会被同事看出端倪。我想控制自己不去想或者少去想，但就是控制不了。"

安娜说："你产生的是幻想，而不是幻觉，所以你不是精神分裂，而是强迫思维，属于强迫性焦虑症。如果你不去幻想，内心就会焦虑不安。后来你想控制或想停止的时候，却停止不下来，于是身心就有失控感。"

王兵问："我需要服药吗？"

"暂时不需要。"安娜说，"目前你要服的是心药。你将自己幻想成伟人的原因是你内心不甘于平凡的生活，但又改变不了现实，只有用幻想来寻求心理平衡。时间一长，就形成了强迫思维。你要做的是改变人生观，从内心深处接纳自我，理顺自己与现实、自己与社会之间的关系。"

9. 没有绝对完美的婚姻

人生活在社会上，或者在家庭中，或多或少都会戴着面具、不讲真话，但是在心理咨询师面前，90%以上都会讲真话。安娜利用工作之便，作了一项调查：60位来访者，有55位坦言他们的结婚对象并非自己最爱的人；剩下那5位，结婚3年左右，真爱的感觉消失，取而代之的是平凡的生活，以及无休止的争吵与矛盾。

婚姻是爱情的果实，但也是现实利益的选择。爱情是感性的，婚姻却包含着许多理性成分。指望着能维持一生一世的激情不现实。爱情终归会在共同生活中，被诸如赡养老人、抚养孩子、互相照顾等责任取代。爱情终归会变为亲情，这是许多人所接受的理念。

张美丽不接受此理念，她求助于安娜时，是她第5次婚姻亮起红灯的时候。在感情问题上，张美丽非常注重仪式感，要求对方不能有半点松懈。她每天起床，要求老公说的第一句话是"我爱你"。刚开始，老公还做得到，到后来就烦了。为了寻求真爱，她找老公的标准一降再降。她的第5任老公是蓝领工人，但结婚不到一年，他们又闹起了离婚，这样下去何处是头？

安娜告诉张美丽，她焦虑的根源，在于她是一个根深蒂固的完美主义者，即有挑剔型人格。不断挑剔丈夫的言行，导致她的婚姻接二连三走向失败。

完美主义者常常有自己的一系列标准，而这个标准，可能是对照自己的，也可能是对照别人的。当标准被破坏、被打乱，或自己的预期目标没能达成时，他们通常会有情绪化反应，比如自责、抑郁、愤怒，或者抱怨、诘问他人，从而导致人际关系或家庭关系不和谐。

10. 婚缘天注定

"如果高考少考了几分，如果填志愿时坚持一下，如果大学报到那天我不同你搭讪，如果大一那年你生病我不知道……这些如果只要出现一次，也许我现在的妻子就不是你。"夫妻之间，这样的对话熟悉吧？有的人，不论多么相爱，最终还是会出于各种原因，不能在一起。有的人一见面，就好像是奔着婚姻来的，交往几个月就领证了，可见，如果遇见了真爱，结果就会大不一样。

确实不一样，不然，怎么会有这么多人相信月下老人的故事：男孩、女孩刚出生时，月下老人便在他们脚上系上了一根相同的红线，他们长大后，会去寻找对方，并结为夫妻。如果你正为婚姻烦恼，正为感情感到焦虑，请相信缘分，有缘时相聚相爱，缘尽就散了，何必相爱相杀，既为别人烦恼，又为自己焦躁。如果结婚之后夫妻出现矛盾，你就想，既然是月下老人的安排，那就尽可能地接纳对方，包容对方的缺点，这样既有利于家庭和谐，也有利于你自己的心理健康。

11. 懂得随遇而安

年轻时，笔者曾到一个老领导家做客，看见客厅里挂着"随遇而安"的字幅，就觉得这个老领导可真不简单，他出身贫寒，靠奋斗走到高位，非常励志。可这样励志的人物为什么会用"随遇而安"来劝勉自己呢？如果他一味随遇而安，不去努力争取，还能有今天的地位吗？

多年以后，经历了人生沉浮，也逐渐理解：世界上的东西，如果注定不属于你，那么无论你怎么争，都争不来。人生需要奋斗，努力没有错，但在你用尽所有力量仍达不到目标、身心俱疲时，不妨想想那句俗话"命里有时终须有，命里无时莫强求"。

万事万物都有度，我们不能成为宿命论者，消极等待命运的安排，但在条件、时机不成熟时，我们也不能强求。顺时而为，方为上策。不断努力＋顺其自然＝随遇而安。随遇而安，是战胜焦虑的法宝，也是人生的智慧。

12. 不必追求高大上的生活

案例一：她，大学毕业后，没有回老家报考公务员，因为不喜欢一眼望到头的生活。她留在了大城市奋斗，追求精彩人生。她理想的生活是在市中心有套房子，穿着限量版时装，与闺蜜在自己的房子里聚会，然后再来一场说走就走的旅行。刚凑够首付，她便买了房，看起来她离目标非常近了。可是，天有不测风云，经济危机袭来，行业不景气，她所在的企业传出了裁员消息。如果她失业了，不说高大上的生活过不上，连房贷都还不了了，怎么办？她紧张焦虑，坐卧不安，睡眠也受到了影响。她感觉自己快要崩溃了，为了自救，她走进心理咨询中心。她被诊断患了失业综合征。

案例二：她，明星，有耀眼的光环，不知道有多少影视学院的学生视她为偶像。

她对心理咨询师说："上影视学院那会儿，我很想红，做梦都想当明星，但演员这么多，出名的很少，明星梦遥不可及。但没想到刚毕业，一个偶然机遇我就红了，金钱、荣誉、粉丝、名气，这一切来得太快。拍戏的时候，我全身心投入。拍完戏，我就不知道该做什么了。我一个人开着豪车，漫无目的地在城市里瞎转，突然间潸然泪下。我有很大的交际圈子，但没有一个能讲真心话的朋友。我每天要接触许多人，但却感到特别孤独。我现在越来越焦虑，有时想抛开一切，回到学生时代；有时又害怕一觉醒来，自己失去了一切，变得一文不名。"她需要进一步检查，看是否患上了焦虑症或双相情感障碍。

谁都希望能过上美好生活，这没有问题。但是美好生活并不等于一些人心目中的所谓的高大上。真正的美好，除了物质、荣誉、地位，还包括心灵自由、精神愉悦和心理健康。

13. 放下背上的"六个包袱"

现在社会上有许多人喊累、喊压力大。我们身上背着"六个包袱"——车子、房子、票子、位子、儿子、老婆子（或情人）。

为了这"六个包袱"，你要去奋斗、竞争。如此这般，压力怎能不大？压力是焦虑之源。怪不得现代社会里焦虑的人如此多。说放下简单，但真正放下却很难，因为这涉及"三观"问题。有人说，人活着，不是就为了这"六个包袱"吗？如果人人都能放下了这"六个包袱"，人类就不发展，社会就不进步了。

如何回答此问题？笔者认为，在几百万年的人类进化史中，我们的祖先发展出了三种基本生存策略：

第一，建立边界，即在人的自身与外界之间建立边界，使人与社会、人与世界维持和谐的关系。说得明白点：我是人，我不是猩猩、黄狗，也不是石头或树木，我作为人，有我的准则和风格，我不会像猩猩那样随地大小便，也不会像狗那样当街交配，这就是我的边界。再举一例，我是一个农民的儿子，同时打三份工是为了生存，那些富二代的生活不属于我，这就是我的边界。

第二，维持稳定，即让自身肉体系统与精神系统保持平衡稳定。两个系统保持和谐，人在精神上就不会焦虑，身体上就不会有不良反应。

第三，趋利避害，即趋向有利的一面，避开有害的一面。如果你突然遇见一只老虎，你要么像武松那样提着棍子与老虎搏斗，要么丢掉棍子赶快逃命，这是两种正常的趋利避害反应。另外还有一种反应，就是吓得浑身颤抖、不知所措。

以上三种生存策略，通过基因传给了后代，神经系统也进化出了避免过度焦虑的机制，所以患焦虑症的人是少数。感到压力巨大、焦虑万分的人，就是在这三种生存策略上出了问题。

人家挣到钱，人家当官，而我没有，我心里就不平衡，我就难受得要命，就认为自己与他人、与社会不和，其原因是"三观"没有边界，打破了肉体系统与精神系统之间的平衡稳定关系。

偶遇老虎，逃命或搏斗都是正常反应。在当今社会，老虎就是你背上的"六个包袱"，如果你感到能力不够，而果断放弃、不去追求，你就不会焦虑；如果你艺高人胆大，横下一条心，向"六个包袱"发动冲锋，想一举拿下，你也不会焦虑。如果你既舍不得放弃，又没有拿下的勇气和能力，那就很容易感到焦虑了。

顺便说一下，虽然武功打虎成功，成了人人仰慕的英雄，但请记住，还有许多人去打虎，却被老虎吃掉，没留下姓名。如果你想一举将"六个包袱"收入囊中，得自己掂量掂量。如果你面对"六个包袱"的诱惑，既拿不下，又舍不得撤，你就轻则变得焦虑，重则丢掉性命。

面对人人都喜欢的"六个包袱"，你是拼死拼活扛在背上，还是放下一部分，请审视你的"三观"，问问内心，想想自己的心理承受能力，然后再决定吧。

第二十章　拓展知识

——为什么人类必须焦虑

1. 如果鸟知道焦虑

如果鸟知道焦虑，它便有了思维能力，懂得判断、分析、选择与改变，就会在鸟巢上盖房顶，会进化为智慧生命。人类的历史只有600万年，而鸟的历史有1.5亿年。鸟有翅膀，会飞，会灵活地躲避天敌，地面上的大型食肉动物只有"望鸟兴叹"的份。

人类在猿人阶段时，生存环境非常恶劣。猿人个子小，牙齿不锋利，拳头也不够大，当发现危险时，他们也不能像鸟儿那样能振动翅膀飞上天空去逃命。但是他们知道焦虑，他们面对生存焦虑，能够不停地思考未来的生存发展和解决办法。焦虑使人类的思维与意识开始进化、优化，使人类站在食物链顶端，成为这个星球的绝对霸主，从某种意义上说，人类应该感谢焦虑。

2. 焦虑来源于恐惧

焦虑来源于恐惧，但恐惧并非人类所独有的，动物也会感到恐惧。一只松鼠在洞里休息，突然，洞口出现一条蛇的脑袋，松鼠就会有一种大祸临头的感觉，会吓得浑身发抖、血液凝固、不知所措。不知什么原因，蛇向洞里看了看，就爬走了。危险消除，松鼠松了一口气。过了一会儿，松鼠就忘记了刚才的恐惧，去睡大觉了。

一个原始人在山洞里休息，突然，一只恐猫出现在了洞口。恐猫可不是现在乖顺的小花猫，它长约1.5米，重达150公斤左右，而且牙齿锋利，是早期人类的天敌。原始人吓得不知所措，想逃跑，但洞口只有一个，没法跑。也许恐猫并不饥饿，它朝洞里看了看，走了。原始人死里逃生，如释重负。当天晚上，原始人久久不能入睡，他心想，今天虽然逃过一劫，但明天还会这么幸运吗？原始人开始感到焦虑。

这个小故事说明，动物只对当下感到恐惧，而人类在对当下感到恐惧的同时，还对未来感到焦虑，这是人与动物的根本区别之一。

3. 唯有焦虑，才会改变

虽然恐猫走了，但原始人并没有像松鼠那样，看到危险解除就心安理得地睡大觉去了。原始人焦虑的结果是，第二天搬了些石头，捡了些树枝，挡在洞口，恐猫就进不来了。

第二天晚上，原始人正准备睡觉，突然，他借着洞外的月光，看见树枝之间，一条大蛇的头探了进来。原始人惊恐万分，害怕得心底发凉。不知什么原因，蛇没有进来，又是虚惊一场。

恐惧之后，原始人又开始感到焦虑，他开始对未来担心起来。焦虑的结果是，原始人找了一些大小相同的树枝，用藤条连接起来，并糊上泥巴，这样蛇便进不来了。

终日奔波只为饥。在很长一段时间内，吃饭是人类最大的焦虑。如果取之不尽、用之不竭的空气能当饭吃，人类还会焦虑吗？不会。没有焦虑，就没有今天的我们。所以，别害怕焦虑，它可以说是人类前进的动力之源。

4. 人类是焦虑的唯一宿主

近两年来，"宿主"这词火了。病毒有宿主，焦虑也有。人类就是焦虑的宿主，而且还是唯一的。焦虑是思维与意识的组成部分之一，只有人类才具有思维与意识，所以焦虑不会寄宿于其他动物身上。

人们对病毒避而远之。其实，事物皆有两面性，一些病毒对人类是有益的。同时，焦虑也有两面性。焦虑在给人类带来烦恼与痛苦的同时，也在帮助人类。所以，正确面对焦虑，勇敢接受焦虑，甚至与焦虑做朋友，是人生智慧。能够成为焦虑的宿主，人类应当感到骄傲。因为在这个星球上，人类是唯一具有思维与意识的生物。

5. 焦虑症是人类进化产生的副作用

焦虑是一种情绪，焦虑症是一种精神疾病。你可以与焦虑做朋友，但是不能与焦虑症做朋友。对于焦虑症，最好避而远之。

吃药在治疗疾病的同时，也会让人产生一些副作用，此道理人尽皆知。焦虑在推动人类进步与发展的同时，也会让人产生焦虑症。可能的一些症状表现如下：

过分担忧、紧张害怕、提心吊胆、忧心忡忡、患得患失，来回走动、表情紧张、姿态僵硬、坐卧不安、小动作增多，经常性头昏、目眩、胸闷、心悸、腹痛、出汗、耳鸣、震颤、嗓子发堵、呼吸困难、全身无力、尿急尿频……此外，还有睡眠障碍，如失眠、多梦、早醒等，或者经常性胃肠道不适、消化功能紊乱等。

以上症状，如果你有3项以上，且持续时间在3个月以上，自己又不能调节康复，且这些症状开始影响生活与工作，那你就要注意了，也许你患有焦虑症，你应该去正规医院心理科检查。焦虑症不可怕，只要改变思维模式，改变认知，并辅之以一定的练习技巧，就能治好。

6. 人类可否不焦虑

人类可否不焦虑呢？答案是否定的，人类必须焦虑，因为焦虑是对未知或未来的恐惧。

600万年前，东非气候开始发生变化，森林逐渐退化，变成草地。猿要么饿死，要么到地面生活，而地面陌生的环境充满了未知。一部分勇敢的猿到了地面，在与自然界抗争的过程中，它们产生了思维与意识，实现了由猿到人的转变。在此过程中，焦虑伴随着思维与意识，根植于人类的基因之中。

经过几百万年的努力，人类站在了食物链的顶端，成为这个星球当之无愧的主人。但是对于浩瀚宇宙，人类了解得还非常少。回顾过去容易，展望未来困难。人类的未来会是什么样的呢？会不会因为外星人入侵等原因毁灭或消亡？结果不得而知。

人类看起来确实很强大，但对于宇宙，人类还有太多未知的事。因为不能掌控未来，所以人类必须焦虑，这是人类特有的思维与意识所决定的。

当人类不再焦虑时，或许人类已经进化为别的物种。目前来看，人类进化不再是基因发生改变的生物式进化，而是人工智能、人机接口、意识存档、肉身变为金属体的科技式进化。到那个时候，算法取代了人类思维，人的特质也随之发生改变，当然就不会再焦虑了。话说回来，那样的话，人类的历史也就结束了，另一种不知名的智慧生命将成为我们的后裔。

附录一 寻医问药那些事

——寻求专业人员的帮助

1. 怎样选择医疗机构

对于那些有焦虑情绪的人或者焦虑症患者来说，最好的医生就是自己。如果能通过看有关心理学图书，改变认知，改变思维，自我疗愈，那就再好不过了。

如果觉得自己搞不定，需要帮助，可以考虑找心理咨询师。相对大的城市里通常都有心理咨询室，你可以上网查一下，看其开业时间、咨询师简介、求助者口碑等。专科医院通常开设了心理科，也有专门的心理咨询人员。在四五线城市或县城，专业的心理咨询师较少，此项工作通常由精神病医院医生兼任。如果有条件的话，还是建议去大城市，有各个层级的心理咨询师供你选择。

大多数三甲或三甲以下的医院，只有神经内科，没有心理科。神经内科医生通常只给病人使用抗焦虑药品或者安眠药，一般不为其提供心理咨询服务。在专科医院，心理咨询、物理疗法、药物疗法一应俱全，还可以提供组合治疗。焦虑症是最常见的心理障碍，一般专科医院都有相应的医疗团队。

需要注意的是，如果你感觉自己患上了焦虑症，最好不要去找医院的普通内科医生看。可考虑找心理咨询师，或去专科医院看心理科。

2. 物理疗法雾里看花

物理疗法是指利用自然界能量或人工物理能量治病的方法，通常包括电疗法、磁疗法、热疗法、机械疗法、人工疗法等。前面讲到，中医按摩可以缓解焦虑症状，但只有少部分专科医院有按摩师。对焦虑症患者而言，在物理疗法中，用得较多的是机械疗法和声乐引导疗法。

关于物理疗法的设备和方式，各医院均不同，在此不一一列举。我想表达的是，物理疗法有个共同点，就是贵，少则几百元，多则几千元，一个疗程下来，一两万元钱就没有了。既然贵，就要考虑是否值得。治疗焦虑症，物理疗法有效吗？有。大多数物理疗法能够缓解焦虑症状，而且见效较快。请注意，物理疗法只是缓解症状，并不能从根本上解决问题。也就是说，物理疗法要配合心理治疗或药物治疗，才能真正起到作用，即物理疗法只能起到暂时缓解的效果或辅助性作用。至于花这个钱是否值得，就要看你的经济条件了。医生推荐了物理疗法，你缴了一个疗程的费用，而你的经济条件一般，那你可以先试一次，看看效果再考虑是否进行下一个疗程。医者仁心，只要你跟医生讲清楚，医生会理解你的。不过，在经济条件允许的情况下，还是尽量接受物理治疗吧，毕竟健康比什么都重要。

3. 心理治疗与药物治疗的利与弊

有人认为，焦虑症是一种病，要看医生，要打针吃药；有人认为，心理治疗耗时过长，而且费用太高，不如吃几颗抗焦虑药简单有效。这些都是误区。焦虑症是心理疾病，心病还得心药医，对于绝大多数焦虑症患者来说，心理治疗是首选。

其一，心理治疗是"疏"，药物治疗是"堵"。心理治疗是提高认知能力，看透焦虑本质，并进行针对性训练，是治本断根的一种治疗方法。药物治疗是吃抗焦虑药品，把症状压下去，但并没有消除焦虑的根源，当再次遇到焦虑源时，焦虑症状有可能会卷土重来，而且一次比一次严重。

其二，心理治疗治愈率高，药物治疗治愈率低。药物治疗除了不能断根，在治愈率方面也不如心理治疗。一项临床试验表明，使用简易疗法、暴露疗法、阻断疗法等心理治疗方法，对22名焦虑症患者进行治疗，治愈率为41%；使用药物对人数相同、症状相似的患者进行治疗，治愈率只有11%。

其三，心理治疗没有副作用，药物治疗有副作用。是药三分毒。抗焦虑药品吃多了，也许会出现厌食、发胖、头昏、恶心、脱发、身体虚弱、精神萎靡等副作用。另外，药物治疗容易成瘾，患者会产生依赖性。心理治疗是自己看心理学图书，提高认知能力，寻求自我改变，找一个靠谱的心理咨询师或去看心理医生，一般不存在副作用。

虽然药物治疗有弊端，但其对症准、见效快等优点也不容忽视，在临床中不能一味排斥。特别是重度焦虑症患者，需要使用药物改善症状，同时再实施心理治疗，方能事半功倍。如果一名患者焦虑得3天未睡觉，医生首先要做的是使用药物和物理方法，使他强制入睡，待症状改善后，在他有较好认知的情况下，再对他实施心理治疗。当然，对轻度焦虑症患者或者仅有焦虑情绪的人来说，就没有必要打针吃药了，只进行心理治疗就可以了。

4. 如何挑选心理咨询师

心理咨询费用相对较高，在去咨询之前，要想清楚自己的咨询目的：是心里烦闷，是生活中有困惑，还是有精神疾病症状需要解决？

有些心理学家是搞研究的，和生物学家研究猴子、天文学家研究星系一样，尽管他们在自己所在的领域取得了丰硕成果，并有一大堆头衔，但这些研究型心理学家也许并不适合从事心理咨询。要想解决具体问题，还是得找经过系统训练，并有临床经验的心理咨询师（或心理医生）。心理咨询和中医一样，大夫的从业经验很重要。

在确定咨询关系之前，应尽可能地了解心理咨询师的年龄、性别、从业经历、所取得的证书、专业背景与特长、行业知名度等基本情况。如果心理咨询师的基本情况能使你增加对他的信任感，这样是有利于咨询互动的。这并不是要你去打探隐私，这些资料都是公开的，去之前可以在网上查看，或去心理咨询所看咨询师简介。了解心理咨询师的基本情况，有助于你建立良好的咨询关系。

需要说明的是，心理问题不等同于思想问题。如果你想解决思想问题，应该去找政工师。政治思想工作与心理咨询在思维方法和工作方式上均不同。举个例子，心理咨询师以解决来访者的痛苦为原则，不作道德评判，而政工师则不同。

5. 心理咨询效果需要双方努力

有人说："我去进行心理咨询，花了钱，但没什么效果。"据笔者观点，有没有效果关键得看你自己，而不在心理咨询师。没有哪个心理咨询师敢打包票说能解决一切心理问题。心理咨询师的职责，是帮你找到思想症结、增强信心、明确努力方向。也就是说，心理咨询师是指路人，但路必须自己走。如果你自己不愿意改变，不论心理咨询师的水平有多高，都无济于事。所以心理咨询师一般不会上门服务，而是坐等来访者。你愿意不远万里去心理咨询所，付高额咨询费，说明你想改变。在你想改变的前提下，心理咨询师再为你指明道路，这样效果才好。

当然，心理咨询师良莠不齐，也不排除有个别水平很低，或者挂羊头卖狗肉的咨询师，说一通废话，浪费你的时间，骗取你的咨询费。所以，就如上文所讲，在去咨询之前，应尽可能地了解咨询师的基本情况。

另外，不要想着一次便能解决问题，也不要奢望咨询师三言两语便能使你茅塞顿开。咨询效果的好与坏，除了咨询师的水平，还要看你的悟性。

你决定去接受心理咨询，说明你迈开了改变的第一步，但是改变是艰难的，不可能一蹴而就，你得有足够的心理准备。

6. 结束心理咨询的四种情形

一是心理咨询师打包票时。上一节讲到，心理咨询只有双向互动、共同努力，才能取得较好的效果。如果某位心理咨询师拍着胸脯说"你只要跟我交流，我保证解决你的问题"，那么你一定要明白如果你自己不努力，或者你自己根本就不想改变，就算心理咨询师口才很好，也不能解决问题。所以，遇到那些说交钱包治好的心理咨询师，还是以主动结束心理咨询为妙。

二是要求增加咨询费时。对于疗程式治疗，心理咨询师通常都会制订咨询方案（即使是口头的），比如每周见一次，每次50—60分钟。专业的心理咨询师，不会随意更改咨询方案，因为让来访者"换脑筋"需要时间，心急吃不到热豆腐，并非见面频率越高就越有效。另外，专业的心理咨询师能把握咨询的时间与节奏，说好一次60分钟，一般不会超。如果某位心理咨询师说好60分钟，却用掉了90分钟（非常特殊的情况除外），因为超时要增加咨询费，出现这种情况，你就应该有所警觉，必要时可以提出结束咨询。

三是不再需要心理咨询师的帮助时。咨询到一定阶段，你发觉这位咨询师所讲的对你没什么帮助了，此时你就可以提出结束心理咨询。来访者提出这种要求，心理咨询师通常都会理解，他会给你提出一些建议，或者将你转介给其他咨询师。

四是心理咨询师主动提出结束咨询时。心理咨询就像谈恋爱，讲投缘与否，水平高的不一定适合你。既然心理咨询师主动提出结束，你也没有必要勉强继续。他提出结束，总有他的理由，比如出现移情反应，再进行下去会对彼此不利。虽然这名心理咨询师提出结束，但如果你还想继续咨询，请相信有更适合的心理咨询师在后面等着你。

附录二　焦虑自评量表（SAS）^①

一、学习目标

掌握焦虑自评量表的实施、记分与结果解释方法。

二、工作程序

（一）测验的实施

1. 测验材料

焦虑自评量表（SAS）由W.K.Zung于1971年编制。本表含有20个反映焦虑主观感受的项目，每个项目按症状出现的频度分为四级评分，其中15个为正向评分，5个为反向评分。

2. 适用范围

本量表可以评定焦虑症状的轻重程度及其在治疗中的变化，适用于具有焦虑症状的成年人。本量表主要用于治疗评估，不能用于诊断。

3. 实施步骤

（1）在自评者评定以前，一定要让他把整个量表的填写方法及每条问题的含义都弄明白，然后作出独立的、不受任何人影响的自我评定。其评分标准为："1"表示没有或很少有；"2"是小部分时

① 中国就业培训技术指导中心、中国心理卫生协会编写《心理咨询师（三级）》，民族出版社，2012。

间有；"3"是相当多的时间有；"4"是绝大部分或全部时间都有。

（2）评定的时间范围是自评者的过去一周。

（3）如果评定者的文化程度太低，不能理解或看不懂焦虑自评量表问题，可以由工作人员逐条念给他听，让评定者独自作出评定。

（4）评定时，应让自评者理解反向评分的各题。焦虑自评量表有5个反向项目，如不能理解会直接影响统计结果。

（5）评定结束时，工作人员应仔细检查一下自评量表，并提醒自评者不要漏评某一项目，也不要在同一个项目上重复评定。

（二）测验的记分

若为正向评分题，依次评为1、2、3、4分；反向评分题（下文中标有*号者），则评为4、3、2、1分。20个项目得分相加即为粗分，经公式换算，即用粗分乘以1.25以后取整数部分后，就得出了标准分。

（三）结果的理解

按照中国常模结果，焦虑自评量表标准分的分界值为50分，其中50—59分为轻度焦虑，60—69分为中度焦虑，69分以上为重度焦虑。

三、相关知识

（一）关于焦虑自评量表

焦虑自评量表从结构的形式到具体的评定方法，都与抑郁自评量表（SDS）十分相似，可用于评定病人焦虑的主观感受及其治疗中的变化。

焦虑自评量表适用于具有焦虑症状的成年人，它与抑郁自评量表一样具有广泛的应用性。国外研究认为，焦虑自评量表能较好地反应有焦虑倾向的精神病患者的主观感受，而焦虑则是心理咨询门诊中较为常见的一种情绪障碍，因此焦虑自评量表可作为咨询门诊中了解焦虑症状的自评工具。

（二）焦虑自评量表的条文及其所希望引出的症状

1. 我觉得比平常容易紧张和着急（焦虑）

2. 我无缘无故地感到害怕（害怕）

3. 我容易心里烦乱或觉得惊恐（惊恐）

4. 我觉得我可能将要发疯（发疯感）

*5. 觉得一切都很好，也不会发生什么不幸（不幸预感）

6. 我手脚发抖打战（手足颤抖）

7. 我因为头痛、头颈痛和背痛而苦恼（头痛）

8. 我容易感觉到衰弱和疲乏（乏力）

*9. 我觉得心平气和，并且永远安静坐着（静坐不能）

10. 我觉得心跳得很快（心悸）

11. 我因为一阵阵头晕而苦恼（头晕）

12. 我有晕倒发作或觉得要晕倒似的（晕厥感）

*13. 我呼气吸气都感到很容易（呼吸困难）

14. 我手脚麻木和刺痛（手足刺痛）

15. 我因为胃痛和消化不良而苦恼（胃痛和消化不良）

16. 我常常要小便（尿意频数）

*17. 我的手脚常常是干燥温暖的（多汗）

18. 我脸红发热（面部潮红）

*19. 我容易入睡，并且整夜都睡得很好（睡眠障碍）

20. 我容易做噩梦（噩梦）

四、注意事项

第一，因为焦虑是神经症的共同症状，所以焦虑自评量表在各类神经症鉴别中作用不大。

第二，关于焦虑症状的临床分级，除参考自评量表分值外，主要还根据临床症状特别是要害症状的程度来划分，自评量表总分值仅能作为一项参考指标而非绝对标准。

参考文献

[1] 中国就业培训技术指导中心，中国心理卫生协会. 心理咨询师（三级）[M]. 2版. 北京：民族出版社，2012.

[2] 克里斯多夫·柯特曼，哈洛·辛尼斯基，劳里·安·奥康娜. 如何才能不焦虑[M]. 李春花，译. 北京：北京联合出版公司，2017.

[3] 梅丽莎·罗比肖，米歇尔·杜加斯. 焦虑者自救手册：广泛性焦虑障碍与CBT疗法[M]. 北京：人民邮电出版社，2018.

[4] 丹尼尔·韦格纳. 白熊实验：如何战胜强迫性思维[M]. 武丽侠，王润晨曦，陈颖，译. 北京：人民邮电出版社，2018.

[5] 柯瑞妮·斯威特. 焦虑日志[M]. 张蕾，译. 成都：四川文艺出版社，2019.

[6] 山下英子. 断舍离[M]. 贾耀平，译. 长沙：湖南文艺出版社，2019.

[7] 谢文华. 焦虑心理学[M]. 北京：中国文联出版社，2019.

[8] 董心洁. 焦虑心理学[M]. 苏州：古吴轩出版社，2019.

[9] 少卿. 逆向思维：如何化解你内心的焦虑[M]. 北京：中国商业出版社，2020.

[10] 江丰. 我们为什么如此焦虑[M]. 北京：台海出版社，2017.

[11] 尹依依. 焦虑是一种能量[M]. 上海：上海文艺出版社，2020.

[12] 姚尧. 重口味心理学：2[M]. 北京：九州出版社，2013.

[13] 张鸿飞. 谁是那个变态者[M]. 北京：北京理工大学出版社，2014.

[14] 里克·汉森，理查德·蒙迪思. 冥想5分钟等于熟睡一小时[M]. 姜勇，译. 南京：江苏凤凰文艺出版社，2015.

[15] 谢勤. 奔向幸福的旅程[M]. 长沙：湖南人民出版社，2013.

[16] 简里里. 你是一切的答案[M]. 北京：中信出版社，2015.

[17] 陈玮. 微人格心理学[M]. 北京：中央编译出版社，2015.

[18] 王超. 心理调节术[M]. 北京：中国华侨出版社，2013.

[19] 冯秀婷. 潜意识：掌控人生的强大力量[M]. 北京：中国法制出版社，
     2016.

[20] 鲁芳. 治愈心理学：新编实用心理自助手册[M]. 北京：中国法制出版
     社，2018.

[21] 苑媛. 心理咨询实务案例集[M]. 北京：北京师范大学出版社，2015.

[22] 贾宁. 恐惧感：如何消除你心中的不安[M]. 石家庄：花山文艺出版社，
     2019.

[23] 尤瓦尔·赫拉利. 人类简史：从动物到上帝[M]. 林俊宏，译. 2版. 北
     京：中信出版社，2017.

[24] 尤瓦尔·赫拉利. 未来简史：从智人到神人[M]. 林俊宏，译. 北京：中
     信出版社，2017.

[25] 河森堡. 进击的智人[M]. 北京：中信出版社，2018.